汉竹编著·健康爱家系列

U0120244

# 零基础 学针灸

侯小兵/主编

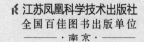
江苏凤凰科学技术出版社

全国百佳图书出版单位

· 南京 ·

## 图书在版编目（CIP）数据

零基础学针灸 / 侯小兵主编 . — 南京：江苏凤凰科学技术出版社，
2022.8（2024.6 重印）
（汉竹·健康爱家系列）
ISBN 978-7-5713-2839-9

Ⅰ . ①零… Ⅱ . ①侯… Ⅲ . ①针灸疗法－基本知识Ⅳ . ① R245

中国版本图书馆 CIP 数据核字 (2022) 第 042432 号

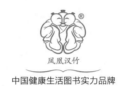

凤凰汉竹

中国健康生活图书实力品牌

**零基础学针灸**

| | | |
|---|---|---|
| 主　　　　编 | 侯小兵 | |
| 编　　　著 | 汉竹 | |
| 责 任 编 辑 | 刘玉锋　黄翠香 | |
| 特 邀 编 辑 | 张　瑜　仇　双　朱崧岭 | |
| 责 任 校 对 | 仲　敏 | |
| 责 任 监 制 | 刘文洋 | |

| | |
|---|---|
| 出 版 发 行 | 江苏凤凰科学技术出版社 |
| 出版社地址 | 南京市湖南路1号 A 楼，邮编：210009 |
| 出版社网址 | http://www.pspress.cn |
| 印　　　刷 | 南京新世纪联盟印务有限公司 |

| | |
|---|---|
| 开　　　本 | 720 mm × 1 000 mm　1/16 |
| 印　　　张 | 17 |
| 字　　　数 | 340 000 |
| 版　　　次 | 2022年8月第1版 |
| 印　　　次 | 2024年6月第8次印刷 |

| | |
|---|---|
| 标 准 书 号 | ISBN 978-7-5713-2839-9 |
| 定　　　价 | 46.00元 |

**图书如有印装质量问题，可向我社印务部调换。**

# 导读

针灸可用于防病、健身、养生，改善亚健康，是保健养生的好方法。本书主要介绍了针灸学基础理论、针灸方法和常见病针灸疗法，从针灸的注意要点、治疗原则讲起，着重介绍了 408 个针灸穴位的命名、主治、取穴方法、局部解剖等内容，并对内科、外科、五官科、女性疾病、男性疾病等的针灸调理方法和注意事项进行了介绍，实用易学，可帮助针灸初学者学针灸。

# 目录

## 第二章 经络腧穴是前提..... 31

# 第三章 针灸防治常见病 ... 215

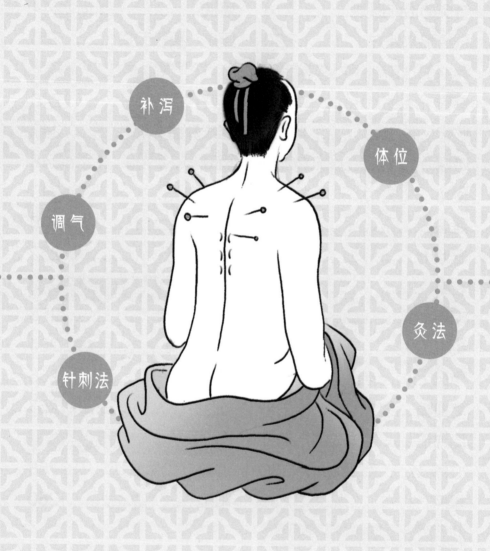

补泻

体位

调气

灸法

针刺法

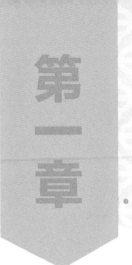

# 第一章

# 针灸入门

针灸选择什么工具？针刺的方法有哪些？针刺的角度和深度有哪些讲究？本章针对这些针灸初学者常见的疑惑给予详细解答，让针灸入门者在掌握扎实理论知识的基础上再进行实践操作，让针灸更安全。

# 针刺法 认识毫针

## 毫针的结构

现代所用毫针多为不锈钢制成，但也有金、银或者合金制成的，其结构共分5个部分。

针尖：指针的前端锋锐部分，又称"针芒"。

针身：指针尖与针柄之间的部分，又称"针体"。毫针的长短、粗细主要指此而言。

针根：指针体与针柄连接的部分。

针柄：针的一端用金属丝缠绕呈螺旋状，便于执针的部分。

针尾：针柄的末端，一般用金属丝（铜丝或铝丝）缠绕，呈圆筒状。

## 毫针的规格

毫针的规格，主要以针身的长短和粗细来分。其长短，原来以寸计算，新规格改以毫米数计算；其粗细原以号数计算，新规格改以直径的毫米数计算。目前所用毫针的长短、粗细规格如下表所示。

### 毫针粗细规格表

| 号数 | 24 | 26 | 28 | 30 | 32 | 34 | 36 |
|------|------|------|------|------|------|------|------|
| 直径/毫米 | 0.45 | 0.40 | 0.35 | 0.30 | 0.25 | 0.22 | 0.20 |

### 毫针长短规格表

| 寸 | 0.5 | 1 | 1.5 | 2 | 2.5 | 3 | 3.5 | 4 | 4.5 | 5 |
|------|------|------|------|------|------|------|------|------|------|------|
| 毫米 | 15 | 25 | 40 | 50 | 65 | 75 | 90 | 100 | 115 | 125 |

# 毫针的选择和检查

## 一、毫针如何选择

毫针过去多用金、银、铜、铁、合金等金属制作，现在则主要采用不锈钢制作。因为不锈钢针具有硬度适中，富有弹性和韧性，能防锈、耐热和防止化学腐蚀等优点，所以质量较好。选择毫针，除了要注重质量外，还应注意以下几点。

针尖：以尖而不锐、圆而不钝、形如松针者为佳，针尖不可有卷毛或钩曲。

针身：要光滑挺直、上下匀称、坚韧而富有弹性，凡针身有剥蚀、锈痕及弯曲者均不宜使用，以防断针。

针根：要牢固，不能有剥蚀及松动现象，针根处如有剥蚀损伤则容易折断，必须注意。

针柄：以金属丝缠绕紧密、均匀为佳，不能松动。同时要注意长短适中，即针柄要与针身相对称。针柄过长，在浅部留针或置艾绒时易发生针柄倒垂现象；如针柄过短，则在运用手法时手指不易着力。

此外，选择时要注意针的弹性和韧性，使用前则应注意选择长短、粗细适中的针具。

## 二、毫针如何检查

### 1. 检查针尖

主要是看针尖有无卷毛或钩曲现象。检查方法：可用右手拇指、食指、中指三指执针柄，一边捻转、一边用左手无名指端抵住针尖，如有钩曲即可察觉出来；或用棉球裹住针身下端，右手将针反复旋转退出。如果发觉不光滑，或退出后针尖上带有棉絮，即是针尖有钩曲。

### 2. 检查针身

针身弯曲或斑剥明显，肉眼容易察觉。若弯曲少而不明显者，可将毫针针体平放在桌面上慢慢滚动，若某处不能与桌面紧贴，有拱形隆起，即表示该处有弯曲。针身的锈斑、剥蚀较小者，需要用放大镜细心检查。

### 3. 检查针柄

主要看针柄是否松动，可用右手执针柄，左手指紧捏针身。两手稍用力离合拉送，或向相反方向转动，如有松动很容易检查出来。

# 毫针的基本刺法

## 刺手和押手

针刺操作分刺手和押手。所谓刺手，就是持针的手，临床上多数医生以右手持针，故右手称为"刺手"；押手是指按压穴位的手，一般以左手按压穴位辅助进针，故左手称为"押手"。

刺手的作用，主要是掌握针具。持针姿势一般以拇指、食指、中指三指夹持针柄，以无名指抵住针身，进针时运用指力，使针尖快速透入皮肤，再行捻转、刺向深层，并施提插、捻转等各种手法。押手的作用，主要是固定穴位，减少进针时的疼痛感，并使针体有所依靠，不致摇晃和弯曲，以便行针施术，还可以调整和加强针刺感应，以提高治疗效果。

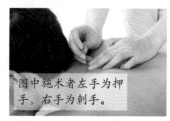

图中施术者左手为押手，右手为刺手。

## 进针法

毫针的进针方法有双手进针法和单手进针法。现分述如下：

### 一、双手进针法

即左右手互相配合将针刺入，这是基本的进针方法，必须熟练掌握双手进针法之后，再练习单手进针法。双手进针法根据针刺部位不同及针的长短而分为指切进针法、夹持进针法、提捏进针法和舒张进针法。

**指切进针法（爪切进针法）：** 以左手拇指或食指或中指指甲切压在穴位上，右手持针，紧靠指甲缘将针刺入皮肤。此法适用于短毫针刺肌肉丰厚处的穴位。

**夹持进针法：** 左手拇指、食指捏住针身下端，露出针尖，右手拇指、食指持针柄，将针尖对准穴位，当右手指力下压时，左手拇指、食指同时用力，两手协同将针刺入皮肤，然后右手捻转，左手继续下压，将针刺入所要求的深度。此法适用于 75 毫米以上的长针刺肌肉丰厚处的穴位。

**提捏进针法：**以左手拇指和食指将针刺部位的皮肤提起，右手持针从提起的上端刺入。此法适用于皮肉浅薄的部位，特别是面部腧穴的进针。

**舒张进针法：**以左手拇指、食指二指，或食指、中指二指平放于针刺部位的皮肤上，分开两指将皮肤撑开绷紧，右手持针刺入。此法适用于皮肤松弛或有皱纹的部位，如腹部穴位的进针。

### 二、单手进针法

右手拇指、食指夹持针柄，中指指端靠近穴位，指腹抵住针尖及针身下端；当拇指、食指向下用力时，中指随之屈曲，紧靠扶持针体，将针刺入。此法多用于短毫针，并可与指切进针法、提捏进针法、舒张进针法配合使用。

### 三、管针进针法

将针先插入用玻璃、塑料或金属制成的比针短10毫米左右的小针管内，放在穴位处的皮肤上；左手压紧针管，右手食指对准针柄一击，使针尖迅速刺入皮肤；然后将针管去掉，将针刺入穴位。进针不痛，此法多用于儿童和惧针者。也有用安装弹簧的特制进针器进针者。

### 四、快速进针法

**插入速刺法：**用右手拇指、食指捏住针体下端，留出针尖7～10毫米，在穴位上，利用腕力和指力快速将针尖刺入皮肤。

**弹入速刺法：**左手持针体，留出针尖7～10毫米，对准穴位；右手拇指在前、食指在后，呈待发之弩状对准针尾弹击，使针急速刺入皮下。可用于50毫米以下的毫针，对易晕针者和儿童较为适合。

### 五、缓慢进针法

原则上进针宜迅速透皮而无痛，但对于一些特殊部位仍宜缓慢进针。

**缓慢捻进法：**左手单指爪切或双指舒张，右手持针稍用压力，轻微而缓慢地以角度小于90°的手法，均匀捻转针柄，边捻边进，使针体垂直于皮肤，渐次捻入皮肤内。进针时，用力不要太猛，捻转角度不可太大。

**压针缓进法：**右手拇指、食指持针柄，中指指腹抵住针体，用腕力和指力缓慢将针匀速压入穴位皮肤内。针刺入皮肤后，不改变针向，如遇有明显阻力或患者有异常感觉时，应停止进针。进针后不施捻转、提插手法。此法适用于眼周穴位及天突等。

# 针刺的角度与深度

在针刺操作中，正确掌握针刺的角度、方向和深度，是增强针感、提高疗效、防止意外事故发生的重要环节。取穴的正确性，不仅是指皮肤表面的位置，还必须与正确的针刺角度、方向和深度结合起来，才能取得较好的效果。因为针刺同一个腧穴，如果角度和深度不同，那么针刺达到的部位、产生的针感、治疗的效果，也会有显著的差异。针刺的熟练程度，是与掌握针刺的角度、方向和深度密切相关的。临床上所取腧穴的针刺角度、方向和深度，主要是根据施术部位、病情需要以及患者的体质强弱、体形胖瘦等具体情况而定的。

## 一、针刺的角度

针刺的角度是指进针时针与皮肤表面形成的夹角。其角度大小，主要根据针刺腧穴部位和治疗目的而决定。根据角度不同，可分为直刺、斜刺和平刺三种。

**直刺：**针身与皮肤呈90°角垂直刺入。适用于全身大多数腧穴和肌肉丰厚的部位，如四肢及腹部穴位多用直刺。

**斜刺：**针身与皮肤表面呈45°角倾斜刺入。适用于骨骼边缘的腧穴，或内有重要脏器不宜深刺的部位。

**平刺：**又称"横刺""沿皮刺"。针身与皮肤表面成15°角沿皮肤刺入。适用于皮肉浅薄处。

## 二、针刺的方向

进针时针尖要朝着一定的方向刺。针刺的方向往往需要根据腧穴分布的部位和所要达到的组织等情况而定，后者是决定针刺方向的重要因素。另外，为了使进针后的针刺感达到病变所在的部位，即所谓"气至病所"，针刺的方向也有重要意义。针刺方向与针刺角度是密切相关的，如头顶部腧穴多向前后方平刺；面颊、眼区腧穴多直刺；颈项、咽喉部腧穴多向周围斜刺；胸部正中的任脉腧穴多向上下平刺；侧胸部腧穴多沿肋骨向外斜刺；腹部腧穴多直刺；腰背部腧穴多向上或向脊柱斜刺；四肢部腧穴多直刺。

### 三、针刺的深度

针刺的深度是指针身刺入皮肉的深浅，一般以既有针感又不伤及重要脏器为原则。每个腧穴的针刺深度标准有具体规定，但是针刺深度的标准并不是固定不变的，在实际运用时还需灵活掌握。

掌握针刺的深度，必须根据腧穴的部位和患者的病情、年龄、体质以及经脉循行的深浅、时令等情况而定。

**年龄：** 年老气血衰退以及小儿脏腑娇嫩、稚阴稚阳之体，均不宜深刺；年轻力壮、气血旺盛者可深刺。

**体质：** 人的体形和体质有胖瘦、强弱之分。形瘦体弱者宜相应浅刺；形盛体强者可适当深刺。

**部位：** 凡在头面部及胸背部的腧穴针刺宜浅，四肢部及臀部、腹部腧穴可适当深刺。

**经脉循行深浅：** 循行于肘臂、腿膝部位的经脉较深，故刺之宜深，循行于手足指、趾部的经脉较浅，故刺之宜浅。另外，还可根据经脉的阴阳属性来决定针刺的深浅。

**病情：** 一般来说，阳证、表证、新病宜浅刺，阴证、里证、久病宜深刺。

**时令：** 临床在针刺深度上既要根据病情，又要结合时令。针刺深浅与时令的关系，一般按照春夏宜浅、秋冬宜深的原则。

针刺的角度、方向和深度之间有着相辅相成的关系。一般而言，深刺多用直刺，浅刺多用斜刺或平刺。对延髓部、眼部、胸背部腧穴，由于穴位所在部位有重要脏器，尤其要注意掌握好针刺的角度、方向和深度，以免发生意外。

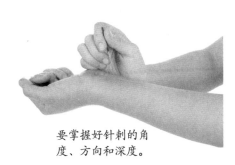

要掌握好针刺的角度、方向和深度。

# 针刺手法

进针后为了取得针感或进行补泻而施行的各种手法是针刺的重要环节，通常称为"针刺手法"（有时也称为"行针"）。针刺手法分为基本手法和辅助手法。

## 一、基本手法

**提插法：** 针尖进入一定深度后，将针从浅层插向深层，再由深层提到浅层称为"提插法"。提插的幅度、频率，需视病情和腧穴而异。一般说来，提插幅度大、频率快，刺激量就大；提插幅度小、频率慢，刺激量就小。

**捻转法：** 针刺进入一定深度后，用拇指、食指一前一后来回捻动针柄，称为"捻转法"。捻转的幅度一般在180°～360°，并且要注意捻转时不能单向转动，以免肌纤维缠绕针身，增加患者局部疼痛，或造成出针困难。一般说来，捻转角度大、频率快，刺激量就大；捻转角度小、频率慢，刺激量就小。

## 二、辅助手法

较常用的手法有循法、弹法、刮法、摇法、搓法、飞法、震颤法等。

**循法：** 针刺后如无针感，用手在经络上下轻轻循按。循法多用于气至迟缓的虚证，也可用于邪气有余、经气滞涩的实证，是一种催气手法。此法可以推动气血，激发经气。

**弹法：** 弹法是针刺后在留针过程中，用手指轻弹针柄，使针体微微振动，以加强得气感应的手法。此法可以激发针感，用于得气迟缓的患者。

**刮法：** 针刺达一定深度后，用指甲刮动针柄，称为"刮法"。如以右手拇指抵住针柄顶端，同时用食指或中指指甲从针柄下端向上刮动，叫"单手刮针法"。如以左手拇指或食指抵住针柄顶端，右手拇食或食指指甲从上向下或从下向上刮动针柄，叫"双手刮针法"。刮法可以加强针感的扩散，用于催气、行气。

**摇法：**针刺达一定深度后，以手持针柄将针摇动，即为摇法。此法可以行气。如直立针身而摇，可加强得气感应；如卧倒针身而摇，可以使感应向一定方向传导。

**搓法：**搓法是将针刺入一定深度后，右手持针柄作单向捻转，如搓线状，每次搓 3~5 周。但搓时应与提插法同时配合应用，以免肌纤维缠绕针身。此法用于催气、行气，也用于补泻。

**飞法：**先用拇指、食指以较大幅度捻转数次（一般3次左右），然后放手，拇指、食指二指张开，如飞鸟展翅之状，一捻一放，反复操作。此法可加强针感，用于催气、行气。

**震颤法：**以右手持针柄，做小幅度、快速提插，使针身发生微微震颤，称为"震颤法"。提插时一般针刺深度不变。

以上行针的基本手法和辅助手法，临床既可单独使用，也能配合使用。几种辅助手法的应用，可根据不同情况选择。比如刮法、弹法，可用于一些不适宜作大幅度捻转的腧穴；飞法、震颤法，可用于一些肌肉丰厚处的腧穴；摇法，可用于较浅的腧穴等。

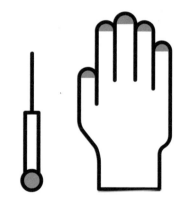

# 得气与行气

针刺有调气的作用，历代医家都十分重视得气与行气，并将此作为重要内容来阐述。

## 一、得气

得气是指当针刺入穴位后所产生的特殊感觉和反应，又称为"针刺感应"，简称"针感"。得气的标志是患者有酸、麻、胀、重的感觉，有时还可出现凉、热、痒、痛、触电、蚁行、水波等感觉，医生手下则有沉、紧、涩、滞的感觉。如不得气，则医者针下虚滑，患者也没有什么感觉。

影响得气的因素很多，临床上不得气的原因主要有以下两个方面：一是医生取穴不准，或针刺的方向、角度、深浅不适当，以及手法不熟练所致。这时应重新调整针刺的方向、角度和深度，手法不熟练者，应加强针刺手法的练习。二是由于患者病情较久、正气虚弱、经气不足，或局部感觉迟钝所致，此时应采取以下方法促使气至。

**催气法：**使用前文讲述的提插法、捻转法及弹法、刮法、摇法、飞法等行针手法，激发经气，促使气至。

**候气法：**在施以适当手法后仍不得气者，可将针留置在穴内等候气至，谓之候气法。

**循摄法：**在不得气时，还可使用循摄法，即在针刺腧穴所属经脉上下，施以循按、爪摄等方法促使气至。

## 二、行气

行气是指针刺后在得气的基础上，使针刺的感应向一定的部位传导或扩散。行气的目的是进一步激发经气，以推动气血运行。行气在辨别虚实时，应注意脉的虚实、形体的虚实以及针下反应的虚实，并配合相应的补泻手法，才能更好地扶正祛邪，防治疾病。

行气的具体方法有以下几种。

 **逼针法：** 得气之后如气不行或气行不远，可将针尖于得气之处压住不动，欲气向上行，针尖略朝向上；欲气向下行，针尖略朝向下，施术者应集中精神，意气于针，停留片刻以逼迫经气运行。应用此法时需要患者密切配合，所以要叮嘱患者聚精会神地体会针感是否向意愿方向扩散。

 **推气法：** 得气后若气行不远，可用拇指、食指将针由得气处轻轻提起，使针尖朝向意愿行气的方向，拇指向前均匀而有力地推捻针柄。当针柄达到指腹后横纹时，即轻轻退后，然后再用力向前推第二次。如此反复施术，直至针下之气到达远端病所。但推针时必须徐缓，匀整有力。

 **按截法：** 得气后，右手握住针柄，左手按压针穴上方，然后施以捻转法、提插法等手法，可使经气下行；反之，按压针穴下方，可使经气上行。应用此法，首先必须掌握好针刺的方向，在病所下方取穴针刺时，针尖应斜向上；反之，在病所上方取穴针刺，针尖应斜向下。一般针体与皮肤所呈的角度以 40°～60° 为宜。其次是充分地应用押手，这种方法可单独使用，也可配合其他手法使用。

## 留针与出针

### 一、留针

留针是指进针以后，将针留置在穴位内。在不得气时，留针以待气至。得气之后，留针可以加强针感和针刺的持续作用，这种留针又称为"静留针"。在留针过程中，根据病情需要，可每隔数分钟进行提插、捻转等操作以加强针感，称为"动留针"。留针与否和留针时间的长短，主要依据病情而定。一般病证留针多为 15～30 分钟。

### 二、出针

出针就是将针拔出，一般先以左手持消毒干棉球按压在针孔周围，右手将针轻轻捻转，慢慢提至皮下，然后将针拔出。针孔如有出血者，可用消毒干棉球轻轻按压。出针后应嘱患者休息片刻，不宜剧烈运动，同时必须保持针孔清洁。施术者最后要清点针数，防止遗漏针具。

# 针刺补泻

## 针刺补泻的原则和依据

### 一、针刺补泻的原则

针刺补泻，是根据《黄帝内经·灵枢·经脉》中"盛则泻之，虚则补之"的治疗原则而确立的两种不同的针刺方法。凡是能扶助正气，使低下的功能恢复正常的手法，称为"补法"。凡是能疏泄邪气，使亢进的功能恢复正常的手法，称为"泻法"。

正虚邪实是疾病的基本病机，补虚泻实、扶正祛邪是中医治疗的基本原则，也是针刺治疗的基本原则。中医治疗，根据补虚泻实的治则，采用相应的方药，达到治疗目的。针灸调理疾病也是根据补虚泻实的原则，采用补虚泻实的针刺手法，达到治疗目的。

一般针刺的运用原则是：虚证用补法，实证用泻法。针下有气的为实，针下无气的为虚。通过考察病情的缓急，决定补泻的先后顺序。根据气的虚实，决定留针或出针。所谓实与虚，就是对于正气虚的，采用补法，使患者感到若有所得；对于邪气盛的，采用泻法，使患者感到若有所失。

### 二、针刺补泻的依据

#### 1. 辨经络

明辨经络是施行针灸的首要问题。要达到调理气血、扶正祛邪的目的，就必须分析经络的分布和联系。在刺法中，如浅刺和深刺与病邪留于经络的浅表和深层有关；上病下取、下病上取，或左病取右、右病取左，与经络的循行有关；而经络气血流注的顺逆情况，则是针刺补泻的主要依据，如迎随补泻就是根据针刺的方向与经脉流行方向的顺逆而定的。

在针灸中，还特别强调通过切循、按压辨别经络的虚实。即通过经络诊察，探索其阳性反应和体征，借以分析病变的虚实，决定补泻方法。临床上，凡表现为麻痹、厥冷、陷下、消瘦、指下空虚及感觉迟钝等现象为虚，表现为疼痛、红肿、硬结、肥大、指下涩紧及感觉过敏等现象为实。

### 2. 辨脉象

针刺治疗应根据脉象的虚实来决定针刺的深浅和补泻。脉实证实的患者，宜深刺用泻法；脉虚证虚的患者，宜浅刺用补法。

此外，《黄帝内经》还列举了缓、急、大、小、滑、涩等各种脉象的不同针刺方法，比如《黄帝内经·灵枢·邪气藏府病形》中"刺急者，深内而久留之；刺缓者，浅内而疾发针，以去其热"。

### 3. 辨形神

即要依据患者的体质、形体、气、血、形、志、神等情况决定补泻或采用不同的刺法。

**体质类型：** 根据人的体质类型进行针刺补泻，并将人的体质分为五种类型，即太阴之人、少阴之人、太阳之人、少阳之人、阴阳和平之人。根据每种不同的类型，有不同的针刺方法。太阴之人，要用较重的疾泻手法，不然就难以收敛；而少阴之人，其血气易脱，故再用重泻手法，则容易出现衰败，所以要谨慎调理。

**形体胖瘦：** 根据形体胖瘦，胖人及成人体壮、皮肤坚固，针刺时应深刺久留针；瘦人以及婴儿针刺时应当浅刺疾出。

**气、血、形、志、神：** 《黄帝内经·素问·调经论》中详细讨论了气、血、形、志、神与针刺补泻的关系。根据气、血、形、志、神五个方面的虚实病变，提出了针刺的补泻方法，其具体的补泻方法不尽相同，但总的原则是有余泻之，不足补之。

# 单式补泻手法

《黄帝内经》很重视补泻，除了提出针刺补泻的原则和依据之外，也提出针刺补泻的方法，如旋转、提按、疾徐、迎随、呼吸、开阖、导气等。这些补泻法有的在《黄帝内经》记载比较具体，有的则只是原则性的提示，经后世医家发展充实，才成为具体的补泻手法，现结合后世医家的论述介绍如下。

## 一、旋转补泻法

旋转补泻法是以不同的捻针方法来区分补泻的，在《黄帝内经》中记载较为简单。后世医家提出左转为补，即拇指向前、食指向后转；右转为泻，即食指向前、拇指向后转。所谓左转与右转并不是单方向的连续捻转，而是指在拇指和食指指腹捻针时，以用力的轻重和速度的快慢来区分的。左转即拇指向前、食指向后转时用力重、速度较快，然后轻缓退回，再重复拇指向前的动作；而右转即食指向前、拇指向后时用力重、速度较快，然后拇指向前轻缓地恢复，再重复食指向前用力捻的动作。

目前临床上有两种方法：一种是按上述的左转时用力重、角度大为补；右转时用力重、角度大为泻。另一种不分左转与右转，而是以捻转角度小、用力轻、频率慢、操作时间短者为补法；捻转角度大、用力重、频率快、操作时间长者为泻法。

## 二、提按（提插）补泻法

在《黄帝内经·灵枢·官能》中有泻法用"伸之"、补法用"微旋而徐推之"的记载。这里的"伸"就是提的意思，"推"就是插的意思。

临床操作时，在得气的基础上将针反复重插轻提为补；相反，反复重提轻插为泻。提插法结合深浅分层以及疾徐等法可综合成多种复式补泻手法。目前临床应用时也可结合刺激的轻重，操作方法是：下针得气后，先浅后深，重插轻提，提插幅度小、频率慢、操作时间短者为补法；先深后浅，轻插重提，提插幅度大、频率快、操作时间长者为泻法。

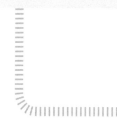

### 三、疾徐补泻法

疾是快的意思，徐是慢的意思。疾徐补泻是以进针、出针的快慢来区分补泻的。操作时，补法是先在浅部候气，得气后针慢慢地向内推入一定的深度，退针时疾速提至皮下；泻法是进针要快，一次就进到应刺的深度候气，出针时要慢慢地分层而退。

目前临床应用时，补法是进针时徐徐刺入，少捻转，疾速出针；泻法是进针时疾速刺入，多捻转，徐徐出针。

### 四、迎随补泻法

迎随，意指逆顺，这是补泻法的总则，可以概称各种补泻法为迎随。

现代人所说的迎随补泻法，是在进针时针尖随着经脉循行去的方向刺入为补，针尖迎着经脉循行来的方向刺入为泻。如《针灸大成·三衢杨氏补泻》所载："得气以针头逆其经络之所来，动而伸之，即是迎；以针头顺其经脉之所在，推而内之，即是随。"这种针向顺逆的迎随补泻只是迎随补泻法的一种，现代人多做此种解释。

### 五、呼吸补泻法

该法是指在用针刺手法时配合患者的呼吸。具体操作是：当患者吸气时进针、转针，呼气时退针为泻法；反之，当呼气时进针、转针，吸气时退针为补法。

### 六、开阖补泻法

开阖补泻在《黄帝内经》中有具体的记载。《黄帝内经·灵枢·官能》记载："泻必……摇大其穴，气出乃疾。补必……气下而疾出之，推其皮，盖其外门，真气乃存。"《黄帝内经·素问·刺志论》也记载："入实者，左手开针空也。入虚者，左手闭针空也。"这两段的意思都是说出针后迅速揉按针孔为补法；出针时摇大针孔而不立即揉按为泻法。

### 七、导气法

《黄帝内经》于补泻之外，又有导气法的论述。《黄帝内经·灵枢·五乱》记载："徐入徐出，谓之导气。"这种手法是在得气的基础上将针缓缓下按上提，引导其气，即"是非有余不足也，乱气之相逆也。"导气法可使病邪不致深入，正气得以恢复正常。

# 复式补泻手法

复式补泻手法是操作比较复杂的一些补泻方法，在《针灸大成》中即提出治病八法，金元以后的针灸著作中记述较多。其中以烧山火、透天凉手法为代表，是在《黄帝内经》针下热、针下寒的基础上发展而来的。现将其操作介绍如下。

## 一、烧山火手法

烧山火手法的操作可归纳为：将针刺入腧穴应刺深度的上1/3（天部），得气后将针紧按慢提9次（或用捻转补法左捻9次）；再将针刺入中部1/3（人部），得气后再紧按慢提9次（或左捻9次）；然后将针刺入下1/3（地部），得气后又紧按慢提9次（或左捻9次），称为一度。再将针提至上1/3（天部），如前法反复操作数次（即数度），使之产生温热感，即将针紧按至地部留针。在操作过程中，或配合呼吸补泻法中的补法，即在患者呼气时进针插针，吸气时退针出针，出针后按闭针孔。烧山火法多用于调治冷痹顽麻、虚寒性疾病等。

## 二、透天凉手法

透天凉手法的操作可归纳为：将针刺入腧穴应刺深度的下1/3（地部），得气后将针紧提慢按6次（或用捻转泻法右捻6次）；再将针提至中1/3（人部），得气后再紧提慢按6次（或右捻6次）；然后将针提至上1/3（天部），得气后又紧提慢按6次（或右捻6次），此为一度。再将针插至下1/3处，如前法反复操作数次（即数度），使之产生凉感，将针提至上1/3留针。在操作过程中，可配合呼吸补泻法中的泻法，即在患者吸气时进针插针，呼气时退针出针，出针时不按针孔。

透天凉手法多用于热痹、急性痈肿等实热性疾病，也用于肌热骨蒸等热证。

应当注意，烧山火、透天凉等复式补泻手法，由于其操作繁杂，针感也较重，多用于四肢肌肉丰厚处，如足三里、曲池等穴，而肌肉浅薄处，如头面部、肢端、胸部等处穴位不宜使用。使用烧山火、透天凉手法时重复次数不宜太多，如无热感或凉热出现也不必强求，以免刺激过重，给患者带来不适。

# 影响补泻的因素

针刺补泻效果决定于机体的功能状态、腧穴的性能及针刺手法等方面的因素。

## 一、机体的功能状态

机体的功能状态不同，也就是说，人体在不同的病理状态下，针刺可以产生不同的作用而有补和泻的不同效果。若机体虚弱而呈现虚证时，针刺可以起到补虚的作用，若邪热亢盛出现实热、闭证时，针刺又可泻实、清热、启闭。又如，胃肠痉挛疼痛时，针刺可解除痉挛而止痛；胃肠蠕动缓慢而呈弛缓时，针刺可以增强胃肠蠕动而使其功能恢复正常。故《黄帝内经·素问·三部九候论》中说："实则泻之，虚则补之……无问其病，以平为期。"这种针刺补虚泻实的调节作用，和机体的正气盛衰有密切关系。如机体的正气充盛，则经气易行；若机体的正气不足，则经气不易激发或数刺乃知。所以《黄帝内经·灵枢·终始》中有"谷气至者，已补而实，已泻而虚"的说法。

## 二、腧穴特性

不同的腧穴在功能上具有相对的特异性，有些腧穴适宜于补虚，有些腧穴适宜于泻实。如气海、关元、命门、肓俞、足三里等穴，具有强壮作用，多用于补虚；而少商、十宣等穴具有清热、启闭的作用，多用于泻实。

## 三、针刺手法

针刺手法是产生针刺补泻作用的主要手段。所谓针刺手法，包括从进针到出针的整个操作过程，但其中以进针后的手法为主。在临床上为了使针刺产生补泻作用，古代针灸家在长期的医疗实践中，创造了不少针刺补泻的手法。

# 针刺前的准备

## 体位的选择

　　患者体位是否合适，对正确取穴和进行针刺操作有一定的影响。部分重症、体弱或精神紧张的患者，体位的选择更为重要。如体位不当，可使施术者取穴困难，也不宜留针，往往还容易发生晕针，一旦体位变化又会引起弯针或折针，给患者增加痛苦。因此，选择适当的体位具有重要的临床意义。

　　取穴除了要熟练掌握骨度分寸外，还应重视取穴的体位。因腧穴各有其特点，取穴必须采用不同的姿势（体位），有的宜伸而取之，有的宜屈而取之，有的宜屈伸结合而取之，有的宜卧位，有的宜坐位，这样才能找准部位、穴位，保证针刺的效果。

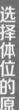

**一、选择体位的原则**

　　1. 便于正确取穴及针刺操作。如取曲池须屈肘，取环跳须侧卧，下腿伸直，上腿屈曲等。

　　2. 患者体位舒适自然，便于持久留针，这样可防止因体位移动而引起弯针、折针等。

　　3. 尽量选用一种体位，使所要取的穴位都能使用。

　　4. 考虑体质及病情，比如年老体弱、初诊、精神紧张者宜取卧位，肢体畸形的患者选体位时要灵活掌握。

　　5. 嘱咐患者在留针过程中不要移动体位。

## 1.卧位

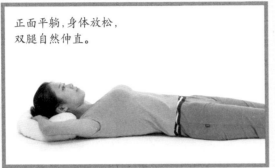

正面平躺，身体放松，双腿自然伸直。

仰卧位适用于取头面部、胸腹部的腧穴以及四肢的部分腧穴。

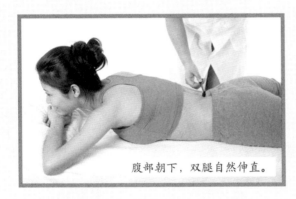

腹部朝下，双腿自然伸直。

俯卧位适用于取头项部、背部、腰部、臀部以及下肢后面的腧穴。

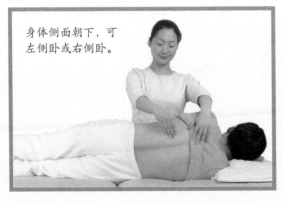

身体侧面朝下，可左侧卧或右侧卧。

侧卧位适用于取侧头、侧胸、侧腹、臀以及下肢外侧等部位的腧穴。

## 2. 坐位

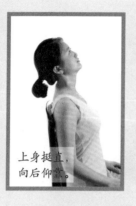

上身挺直，向后仰靠。

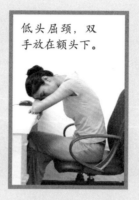

低头屈颈，双手放在额头下。

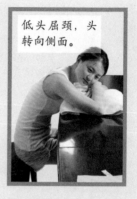

低头屈颈，头转向侧面。

仰靠坐位适用于取头面部、颈部、胸部、四肢的部分穴位。

俯伏坐位适用于取头项部、肩背部的穴位。

侧伏坐位适用于取侧头部、颈项部的穴位。

## 3. 上肢体位

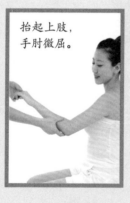

抬起上肢，手肘微屈。

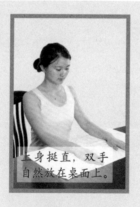

上身挺直，双手自然放在桌面上。

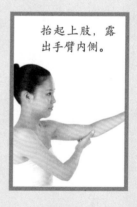

抬起上肢，露出手臂内侧。

屈肘侧掌位适用于上肢前面（桡侧）的穴位。

屈肘俯掌位适用于上肢背侧、臂外侧的穴位。

伸肘仰掌位适用于手掌、臂内侧的穴位。

除了上述介绍的体位外，有些腧穴需要特定的取穴姿势或体位，才能准确取穴，收到较好的治疗效果，具体采用哪种体位要根据实际情况而定。

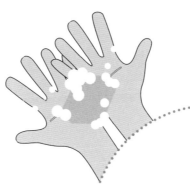

## 提前消毒

　　针刺治疗前必须严格消毒，包括施术者手指消毒和施术部位消毒。

### 一、施术者手指消毒

　　施术者的手在针刺前要用肥皂水洗擦干净，或用酒精棉球涂擦后，才可持针操作。

### 二、施术部位消毒

　　在所选定的穴位上，用70%～75%的酒精棉球擦拭即可。擦拭时应从中心向外绕圈擦拭。有些部位（如耳郭等）最好先用2%碘酒涂擦局部皮肤，然后再用70%～75%的酒精棉球擦拭一遍，将碘酒擦去。穴位皮肤消毒后，必须避免接触污物，防止再次被污染。

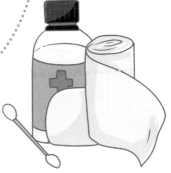

# 针刺异常情况处理和预防

针刺是一种比较安全、有效的治疗方法，但是如果操作不慎、疏忽大意，或犯刺禁，或针刺手法不当，或对人体部位缺乏全面了解，或患者体位不适、精神紧张，或针具质量不好，往往会导致一些异常情况出现，给患者带来更多痛苦。常见的异常情况有以下几种。

## 晕针

**现象：** 患者在针刺过程中，可能出现面色苍白、头晕目眩、心慌气短、出冷汗、胸闷、恶心、精神萎倦、脉象沉细的情况；严重者可能会发生四肢厥冷、神志昏迷、二便失禁、脉微细欲绝的情况。

**原因：** 患者体质虚弱、精神过度紧张，或在劳累、大汗出、饥饿、大泻、大出血后针刺，或因体位不适以及医生针刺时手法过重等。

**处理：** 立即停止针刺，并将已刺之针起出，使患者平卧，头位稍低，松开衣服，注意保暖。轻者静卧片刻，饮温开水或热茶后即可恢复。重者在上述处理的基础上，可针刺人中、内关、涌泉、足三里等穴，并可温灸百会、气海、关元等穴，即能苏醒。必要时应配合其他急救措施。

**预防：** 首先应注意患者的体质、神志，以及对针刺反应的耐受性；对于初次接受针刺治疗和精神紧张者，应先做好解释工作，消除顾虑；尽量采取卧位，并正确选择舒适持久的体位；取穴不宜太多，手法不宜过重；对于饥饿、过度疲劳的患者，应待其进食、恢复体力后再进行针刺。医生在治疗时，要随时观察患者的表情变化，一旦出现面色苍白、胸闷、恶心等晕针先兆，应及早采取措施。

## 滞针

**现象：** 在行针时或在留针后，医者感觉针下涩滞，捻转、提插、出针均感困难，若勉强提插捻转，则患者疼痛较剧。

**原因：** 行针时用力过猛，提插捻转时指力不均匀或向一个方向连续捻转，而致肌纤维缠绕针身；或因患者精神紧张以及病痛而致肌肉痉挛；或因针身刺入肌腱以及行针捻转时角度过大等引起滞针。

**处理：** 若患者精神紧张，局部肌肉过度收缩，可稍延长留针时间，或于滞针腧穴附近进行循按，或叩弹针柄，或在附近再刺一针，以宣散气血而缓解肌肉的紧张。若行针不当，或单向捻针而致者，可向相反方向将针捻回，并用刮柄法、弹柄法，使缠绕的肌纤维回释，即可消除滞针。

**预防：** 对初诊患者及精神紧张者，先做好解释工作，缓解患者的紧张情绪和心中顾虑；进针时应避开肌腱；行针时捻转角度不宜过大，更不能单向连续捻针。

## 弯针

**现象：** 进针时或将针刺入腧穴后，针身弯曲，改变了进针时刺入的方向和角度。常伴有提插、捻转及出针困难，或患者感到疼痛。

**原因：** 医者进针时手法不熟练，用力过猛或针下碰到坚硬组织；或因留针时患者体位移动；或因针柄受到外物压迫或碰撞；也有因滞针后未能及时处理等造成。

**处理：** 如果针身轻微弯曲，不可再行提插捻转法，可将针缓慢退出。如果针身弯曲角度较大，应轻微摇动针体，顺着弯曲方向将针退出。若由患者体位移动所致，应使患者先恢复原来的体位，待局部肌肉放松后，再将针缓缓退出。切忌强行拔针，以免出现断针。

**预防：** 医者针刺手法要熟练，指力要轻巧；患者体位要舒适，留针期间不要移动体位；留针过程中，避免外物碰撞或压迫针柄；如有滞针时，应及时正确处理。

# 断针

**现象：** 行针时或出针后发现针身折断，断端部分针身可能尚露于皮肤外，也可能完全没入皮肤之下。

**原因：** 针具质量差，针身或针根已有损坏剥蚀，针刺前失于检查；行针时强力提插、捻转，肌肉猛烈收缩；针刺时将针身全部刺入腧穴；留针时患者体位移动或外物碰撞针柄；或因滞针、弯针现象未及时处理；或在使用电针时骤然加大强度等均可引起断针。

**处理：** 发现断针后，嘱患者保持原有体位，切勿乱动，以防断针向肌肉深层陷入。若断端尚露在皮肤之外，可用镊子夹住断端将针取出，若断端与皮肤相平或稍凹陷于体内者，可用左手拇指、食指垂直向下挤压针孔两旁，使断端暴露体外，再用镊子取出。若断端完全陷入肌肉层，视其所在部位，如果在重要脏器附近或在肢体活动处，应在放射科透视下定位，施行外科手术取出。若断针长度较短，又不在重要部位，不影响日常活动者，可不做处理，定期随访检查，必要时再做处理。

**预防：** 认真检查针具，若针身有锈蚀或质量不符合要求，应剔除不用。选针时，针身的长度要比准备刺入的深度长；针刺时，不应将针身全部刺入，要留一部分在体外；对于滞针和弯针，应及时处理，不可强拉硬拔。

# 血肿

**现象：** 出针后，针刺部位皮下出血引起肿胀疼痛，继则局部皮肤呈青紫色。

**原因：** 针刺时损伤小血管，尤其是针尖弯曲带钩时容易发生这种情况。

**处理：** 微量皮下出血，针刺局部有小块青紫时，一般不必处理，可自行消退。如局部青紫、肿痛较甚或活动不便者，要先进行冷敷止血后，再进行热敷；或在局部轻轻按揉，以促使瘀血消散吸收。

**预防：** 仔细检查针具，熟悉解剖部位。针刺时尽量避开血管，出针时用消毒干棉球揉按压迫针孔，尤其是头面部容易出血的部位。

# 其他针法

除了毫针，在针灸的过程中，还会用到其他的一些针具，我们一起来了解一下。

## 三棱针疗法

三棱针是点刺放血的针具。用三棱针刺破患者身体上的一定穴位或浅表血络，放出少量血液来治疗疾病的方法叫"三棱针疗法"。三棱针取法于古代九针中的"锋针"，又称为"刺血络"，或"刺络"，或"络刺"，近代又称为"放血疗法"。

目前所用三棱针为不锈钢制成，针长形，尖端三面有刃，针尖锋利。针具使用前，可放入 70%～75% 酒精浸泡 20～30 分钟消毒，也可高压消毒。

三棱针放血法具有通经活络、开窍泻热、消肿止痛的作用，因此，其适应范围是比较广的。凡各种实证、热证、瘀血和经络瘀滞、疼痛等均可应用。适应证的种类也较多，如急性热病、抽搐、神志昏迷、中暑、中风闭证、急症吐泻、急性腰扭伤、咽喉肿痛、急性结膜炎、小儿疳积、局部肿胀、顽癣、腱鞘囊肿、口眼歪斜等均可采用此疗法。

## 电针法

电针法是将针刺入腧穴得气后，在针具上通以接近人体生物电的微量电流，利用针和电两种刺激相结合，用以防治疾病的一种方法。

电针可调整人体生理功能，有止痛、镇静、促进气血循环、调整肌张力等作用。电针的适应范围基本和毫针刺法相同，故其适用范围较广。临床常用于各种痛证、痹证和心、胃、肠、膀胱、子宫等器官的功能失调，以及癫狂和肌肉、韧带、关节的损伤性疾病等，并可用于针刺麻醉。

# 常见艾灸方法

灸法 | 

灸法是用艾绒为主要材料，点燃后在体表一定的部位（或穴位）进行烧、灼、熏熨，给人体以温热刺激，达到温通经络、益气活血、防治疾病效果的一种外治法。它是针灸学的重要组成部分。现将艾灸常用的灸法介绍如下。

## 艾炷灸

古代针灸著作中的灸法大多指的是艾炷灸。所谓艾炷灸就是将艾绒制成大小不等的圆锥形艾炷，置于穴位上点燃施灸。将艾炷直接放在皮肤上烧灼的称为"直接灸"，又叫"明灸"。根据烧灼的程度，直接灸又分为化脓灸和非化脓灸。艾炷不直接放在皮肤上，而用药物隔开，也就是将艾炷放在姜片、蒜片、食盐、药饼等物上施灸的，称为"间接灸"，又叫"隔物灸"。

## 艾条灸

艾条灸，又称"艾卷灸"，是将艾条点燃后置于腧穴或病变部位上进行熏灼的方法。也可在艾绒中加入辛温、芳香药物制成药物艾条，称"药条灸"。该法使用简便，效果良好，为目前临床所常用。

## 温针灸

温针灸在《备急千金要方》中称为"烧针尾"。它是针刺与艾灸相结合的一种方法，适用于既需要留针、又需施灸的疾病。温针灸的操作方法是：在针刺得气后，将毫针留在适当的深度，在针柄上穿置一段长1~2厘米的艾条施灸，或在针柄上捏上一小团艾绒点燃施灸，直到艾条或艾绒烧完为止，使热力通过针身传入体内，达到防治疾病的目的。

温针灸在使用时应注意防止艾绒脱落，烧伤皮肤或烧坏衣物、床单等，灸时嘱患者不要移动体位。

# 温灸器灸

温灸器又叫"灸疗器"，形式多种多样，目前临床应用的有温灸架、温灸筒、温灸盒等，其中常用的是温灸盒。温灸盒是指用一种特制的盒形木制灸具，内装艾条并将温灸盒固定在患者身体上而施灸的方法，温灸盒按其规格分大、中、小三种。温灸盒的制作方法为，取规格不同的木板，厚约0.5厘米，制成长方形木盒，下面不安底，上面制作一个可随时取下的盖，在盒内中下部安铁窗纱一块，距底边3~4厘米。

施灸时，把温灸盒安放于应灸部位的中央，点燃艾卷后，置铁纱上，盖上盒盖，放置穴位或患处，每次可灸15~30分钟。此法适用较大面积的灸治，尤其适用于腰部、背部、臀部、腹部等处。

# 其他灸法

其他灸法是除了艾灸之外的各种灸法，种类很多，如灯草灸、天灸，以及近代应用的电热灸等。这里主要介绍灯草灸及天灸。

**灯草灸：**又称"灯火灸""打灯火""灯草焠"等。因其操作简便，对某些疾病有较好的疗效，故在民间流传较广。灯草灸的操作方法：取9~12厘米长的灯心草，一端蘸麻油或其他植物油（蘸油长度约3厘米），点燃起火后，对准穴位快速猛一接触，然后迅速离开，此时可听到"叭"的一声爆焠声，如无此响可重复一次。灸后皮肤有一点发黄，有时可起小泡。注意蘸油不宜太多，或用棉纸将所蘸浮油擦去，以免油滴下而烫伤皮肤。

**天灸：**又称"药物灸""发泡灸"。它是用某些有刺激性的药物贴敷在穴位上，让其局部发泡，从而达到治疗目的的一种方法。

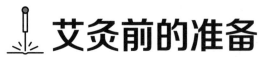# 艾灸前的准备

## 灸量

在艾炷灸中，施灸量的多少决定于艾炷大小及灸壮的多少。

### 一、艾炷大小

古人对艾炷之大小的表示多与其他物品相比较而言，如粟米大、小麦粒大、小豆大、椒粒大、黑豆大、枣核大、莲子大、枣大、鸡黄大、蒜头大、鸡子大，等等。现在所用可分大、中、小三种，小者如小麦粒大，中者如半枣核大，大者如蒜头大。一般直接灸用小炷或中炷，间接灸用中炷或大炷。

### 二、壮数多少

施灸时每燃烧1个艾炷称为"1壮"，壮是施灸多少的单位名称。将规定的壮数一次灸完叫"顿灸"，若分几次施灸则叫"报灸"。灸的壮数多少要因人、因病、因穴而异。

**因人而异：** 初病、体壮者，壮数宜多；久病、体弱、妇女、老幼，壮数宜少。

**因病而异：** 一般来说，沉寒痼冷、阳气欲脱者，宜大炷多壮；而风寒痹痛者，若施灸过度则邪火内郁，产生不良后果。故临床上要根据病情，具体分析，灵活掌握。

**因穴（部位）而异：** 一般头面部、胸部、四肢皮薄多筋骨处，不宜多灸，而腰背部、腹部、肩部、两股部可多灸。

现在，直接灸多用小麦粒大小的艾炷，灸的壮数少则3~5壮，多的可达数十壮，甚至数百壮。但在一般情况下，成人每穴可灸5~7壮，小儿每穴可灸3~5壮，每次可灸3~5穴。

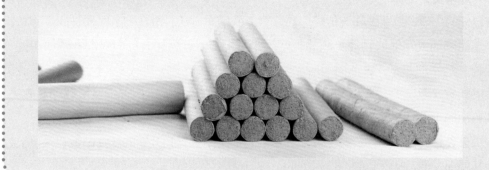

# 灸感及灸法补泻

## 一、灸感

灸感是指施灸时患者的自我感觉。由于灸法主要是靠灸火直接或间接地在体表施以适当的温热刺激来起到防治疾病和保健的作用，故除瘢痕灸外，一般以患者感觉灸处局部皮肤及皮下温热或有灼痛为主，温热刺激可直达深部，经久不消，或可出现循经感传现象。

## 二、灸法补泻

灸法的补泻亦需根据辨证施治的原则，虚证用补法，实证用泻法。艾灸补法，无需以口吹艾火，让其自然缓缓燃尽为止，以补其虚；艾灸泻法，应当快速吹艾火至燃尽，使艾火的热力迅速透达穴位深层，以泻邪气。

# 施灸的顺序及注意事项

## 一、施灸的先后顺序

对于施灸的先后顺序，古人有明确的论述，比如《备急千金要方·灸例第六》记载："凡灸，当先阳后阴……先上后下。"就是说应先灸阳经，后灸阴经；先灸上部，再灸下部；先灸少而后灸多；先灸艾炷小者而后灸大者。

## 二、施灸的注意事项

1.面部穴位、乳头、大血管等处均不宜使用直接灸，以免烫伤，形成瘢痕。关节活动部位亦不适宜用化脓灸，以免化脓溃破，不易愈合。

2.一般空腹、过饱、极度疲劳和对灸法恐惧者，应慎施灸。

3.孕妇的腹部和腰骶部不宜施灸。

4.施灸过程中要防止燃烧的艾绒脱落，以免烧伤皮肤和衣物。

5.灸后的处理：施灸过量、时间过长，局部会出现水疱，只要不擦破，可任其自然吸收。如水疱较大，可用消毒毫针刺破，放出水液，再涂以烫伤油或消炎药膏等。瘢痕灸者，在灸疮化脓期间，要保持局部清洁，并用敷料保护灸疮，以防感染；若灸疮脓液呈黄绿色或有渗血现象者，可用消炎药膏涂敷。

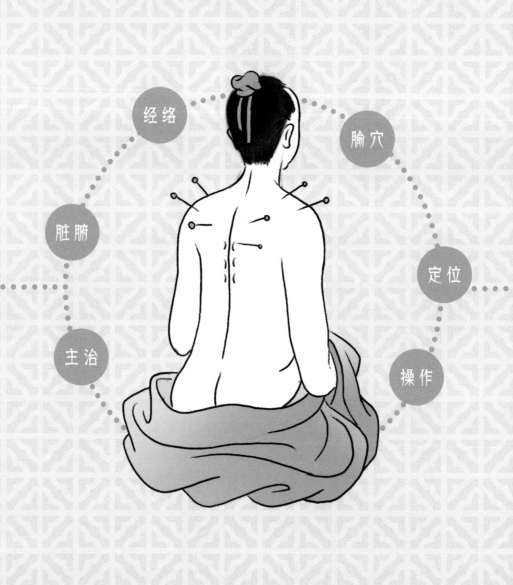

经络

腧穴

脏腑

定位

主治

操作

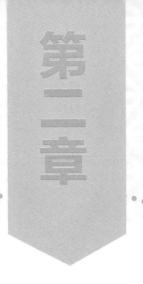

第二章

# 经络腧穴是前提

经络"内属于脏腑，外络于肢节"，运行气血是其主要的生理功能之一。经络不通，则气血运行受阻，临床表现为疼痛、麻木、肿胀、出现瘀斑等症状。针灸选择相应的腧穴和针刺手法以及三棱针点刺出血等，可使经络通畅，气血运行正常。所以，要了解经络腧穴的定位、取穴等知识，才能学好针灸。

# 手太阴肺经经穴

手太阴肺经是十二经脉循行的起始经脉，经脉的循行与肺脏相连，并向下与大肠相联络。所以，肺与大肠是相表里的脏腑。肺脏在五脏六腑中位置最高，呈圆锥形，其叶下垂，很像战国时期马车的伞盖，因此有"五脏六腑之华盖"之称。

## 肺经小百科

###  命名由来

手太阴肺经为行走于上肢，内属于肺，阴气盛的经脉。

###  腧穴小结

本条经穴一侧穴位11个，左右共22个。上肢一侧9个，左右共18个；前胸一侧2个，左右共4个。首穴为中府，末穴为少商。

### 主治病候

肺系病症：咳嗽、气喘、咽喉肿痛、胸痛等。
其他病症：肩背痛、肘臂挛痛、手腕痛等。

## 肺经异常易出现疾病

### 经络症

沿肺经所过部位发生肿痛、麻木、酸胀等异常感觉，一般出现在锁骨上窝、上臂、前臂内侧上缘。

### 脏腑症

肺脏本身异常会出现咳嗽、气喘、气短、胸部胀痛等症状。又因肺与口鼻相通，所以也会出现鼻塞、打喷嚏、流涕、伤风、怕冷等症状。

### 情志病

肺气虚时，会产生伤心、自卑、心理压力大等情绪；肺气过盛时，则会产生自负、狂妄的情绪。

### 皮肤病

皮肤需要肺经经气充养，肺经经气异常可导致皮肤出现如过敏性皮炎、色斑、面色暗沉等症状。

## 肺经循行路线

手太阴肺经起于中焦，向下联络大肠，回绕过来向上穿过横膈膜，属于肺脏，从肺与气管、喉咙相联系的部位横行出来，沿上臂内侧下行到肘窝中，沿前臂内侧前缘进入寸口（中医把脉处），经过鱼际，并沿着鱼际的边缘到达拇指指端。

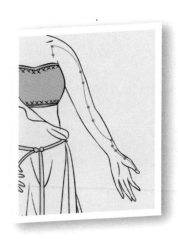

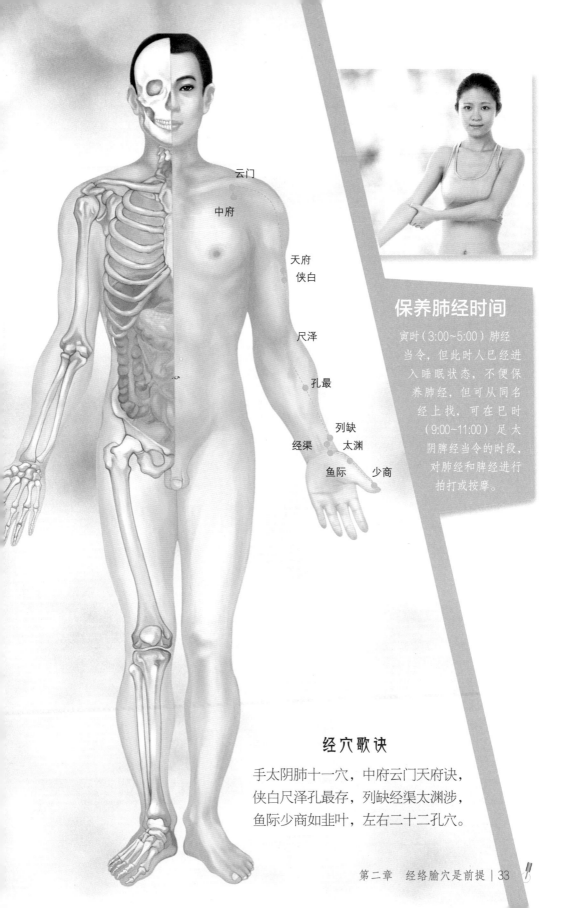

云门

中府

天府
侠白

尺泽

孔最

列缺
经渠　太渊

鱼际　少商

## 保养肺经时间

寅时（3:00~5:00）肺经当令，但此时人已经进入睡眠状态，不便保养肺经，但可从同名经上找，可在巳时（9:00~11:00）足太阴脾经当令的时段，对肺经和脾经进行拍打或按摩。

## 经穴歌诀

手太阴肺十一穴，中府云门天府诀，
侠白尺泽孔最存，列缺经渠太渊涉，
鱼际少商如韭叶，左右二十二孔穴。

# 中府 LU1

中，指中焦；府，处所。肺经起于中焦，是中焦脾胃之气聚汇肺经之处。

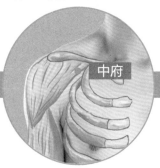

## 【主治】
肺炎、哮喘、胸痛、支气管扩张等。

## 【精准定位】
在胸部，横平第1肋间隙，锁骨下窝外侧，前正中线旁开6寸。

## 【快速取穴】
正立，锁骨外侧端下方有一凹陷，该处再向下1横指处即是。

## 【局部解剖】
有胸大肌、胸小肌，内侧深层为第1肋间内肌、外肌；上外侧有腋动脉、静脉，胸肩峰动脉、静脉；布有锁骨上神经中间支，第1肋间神经外侧皮支和胸神经外侧支。

 操作

向外斜刺0.5~0.8寸；可灸；禁直刺深刺。

# 云门 LU2

云，云雾，指肺气；门，门户。穴在胸上部，如肺气出入的门户。

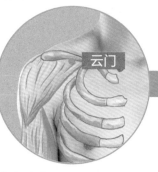

## 【主治】
咳嗽、气喘、胸痛、肩痛、肩关节内侧痛等。

## 【精准定位】
在胸部，锁骨下窝凹陷处，肩胛骨喙突内侧缘，前正中线旁开6寸。

## 【快速取穴】
正立，挺胸，锁骨外侧下方的三角形凹陷处即是。

## 【局部解剖】
有胸大肌；皮下有头静脉通过，深部有胸肩峰动脉分支；布有胸前神经的分支、臂丛外侧束、锁骨上神经中后支。

 操作

向外斜刺0.5~0.8寸；可灸；禁直刺深刺。

# 天府 LU3

天，天空，指上而言；府，处所。本穴是肺气聚集之处。

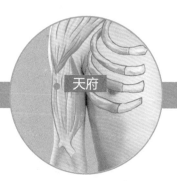

## 【主治】
咳嗽、气喘、鼻塞、上臂内侧疼痛等。

## 【精准定位】
在臂前区，腋前纹头下3寸，肱二头肌桡侧缘处。

## 【快速取穴】
臂向前平举，俯头。鼻尖接触上臂内侧处即是。

## 【局部解剖】
在肱二头肌桡侧，有头静脉，肱动脉、静脉分支；布有肌皮神经及臂外侧皮神经。

 操作

直刺0.3~0.5寸；可灸。

# 侠白 LU4

侠，通"夹"；白，白色属肺。两臂下垂，本穴位于肺之两旁。

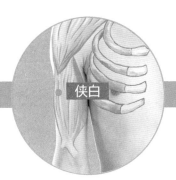

# 尺泽 LU5

尺，指尺部（腕至肘之前臂）；泽，沼泽。穴在尺部肘窝陷中，脉气流注入此，如水注沼泽。

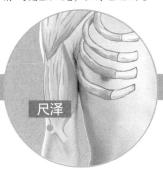

# 孔最 LU6

孔，孔隙；最，副词。意指本穴孔隙最深。

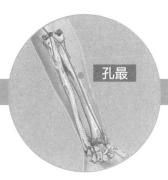

【主治】
咳嗽、气喘、干呕、肋间神经痛等。

【主治】
咳嗽、咽喉肿痛、过敏、湿疹、肘臂痉挛疼痛等。

【主治】
咯血、咽喉肿痛、肘臂痛、鼻出血等。

【精准定位】
在臂前区，腋前纹头下4寸，肱二头肌桡侧缘处。

【精准定位】
在肘区，肘横纹上，肱二头肌腱桡侧缘凹陷中。

【精准定位】
在前臂前区，腕掌侧远端横纹上7寸，尺泽（LU5）与太渊（LU9）连线上。

【快速取穴】
先找到天府，向下1横指处即是。

【快速取穴】
先找到肱二头肌肌腱，在其桡侧的肘横纹中取穴。

【快速取穴】
手臂前伸，于腕掌侧远端横纹处定太渊，太渊上7寸即是。

【局部解剖】
在肱二头肌桡侧；有头静脉，肱动脉、静脉分支；布有肌皮神经及臂外侧皮神经。

【局部解剖】
在肱二头肌腱的桡侧，肱桡肌起始部；有头静脉，桡返动脉、静脉分支；布有前臂外侧皮神经，桡神经本干。

【局部解剖】
有肱桡肌及旋前圆肌，上端外缘为桡侧腕伸长肌、短肌内缘；有头静脉，桡动脉、静脉；布有前臂外侧皮神经和桡神经浅支的混合支。

 操作

直刺0.5~0.8寸；可灸。

操作

直刺0.5~0.8寸，或点刺出血；可灸。

 操作

直刺0.5~0.8寸；可灸。

# 列缺 LU7

列，指陈列、裂开；缺，指缺口、空隙。古称闪电为列缺。穴在腕上之裂隙与衣袖之边缘处，所经之气常如闪电也。

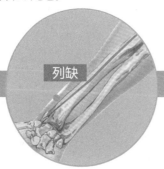

列缺

## 【主治】
咳嗽、气喘、偏头痛、正头痛、咽喉痛、落枕等。

## 【精准定位】
在前臂，腕掌侧远端横纹上 1.5 寸，拇短伸肌腱与拇长展肌腱之间，拇长展肌腱沟的凹陷中。

## 【快速取穴】
两手虎口相交，一手食指压另一手桡骨茎突上，食指指尖到达处即是。

## 【局部解剖】
在肱桡肌腱与拇长展肌腱之间；有头静脉及桡动脉、静脉分支；布有前臂外侧皮神经和桡神经浅支的混合支。

 操作

斜刺 0.5~0.8 寸；可灸。

# 经渠 LU8

经，经过；渠，沟渠。经脉通过的渠道。

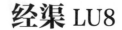

经渠

## 【主治】
咳嗽、气喘、咽喉肿痛、牙痛、无脉症等。

## 【精准定位】
在前臂前区，腕掌侧远端横纹上 1 寸，桡骨茎突与桡动脉之间。

## 【快速取穴】
伸手，掌心向内，用一手给另一手把脉，中指指端所在位置即是。

## 【局部解剖】
内侧为桡侧腕屈肌，深部有旋前方肌；外侧有桡动脉、静脉；分布有前臂外侧皮神经和桡神经浅支的混合支。

 操作

直刺 0.2~0.3 寸；不可灸。

# 太渊 LU9

太，高大与尊贵之意；渊，深水、深潭。太渊，口中津液名，意思是经气深如潭水。

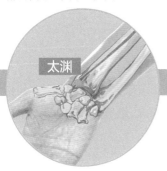

【主治】
脉管炎、肺炎、心动过速、神经性皮炎等。

【精准定位】
在腕前区，桡骨茎突与舟状骨之间，拇长展肌腱尺侧凹陷中。

【快速取穴】
掌心向内，腕横纹外侧摸到桡动脉，其外侧即是。

【局部解剖】
在桡侧腕屈肌之外侧，拇长展肌腱内侧；有桡动脉、静脉；布有前臂外侧皮神经和桡神经浅支的混合支。

操作

直刺 0.2~0.3 寸；可灸。

# 鱼际 LU10

鱼，指拇掌肌肉的形状；际，边际。手掌拇指侧肌肉肥厚，其形似鱼，穴位位于它的边际。

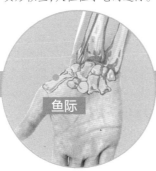

【主治】
咳嗽、哮喘、咯血、发热、咽喉肿痛、失音、腹泻等。

【精准定位】
在手外侧，第1掌骨桡侧中点赤白肉际处。

【快速取穴】
手掌大鱼际隆起处外侧第1掌骨中点赤白肉际处即是。

【局部解剖】
有拇短展肌，拇指对掌肌；有拇指静脉回流支；布有前臂外侧皮神经和桡神经浅支混合支，掌侧为正中神经掌侧皮支。

操作

直刺 0.3~0.5 寸；可灸。

# 少商 LU11

少，幼小、微小之意；商，古代五音之一，属金，属肺。少商，言为金气所止或为金气初生之处也。

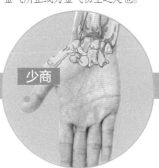

【主治】
咳嗽、咽喉肿痛、慢性咽炎、扁桃体炎、热病、感冒等。

【精准定位】
在手指，拇指末节桡侧，指甲根角侧上方 0.1 寸（指寸）。

【快速取穴】
将拇指伸直，沿拇指指甲桡侧缘和下缘各作一切线，两线交点处即是。

【局部解剖】
在指掌侧固有动脉、静脉所形成的动脉、静脉网；布有前臂外侧皮神经和桡神经浅支的混合支，正中神经的掌侧固有神经的末梢神经网。

操作

直刺 0.1 寸，或点刺放血；可灸。

# 手阳明大肠经经穴

手阳明大肠经在食指与手太阴肺经衔接,联系的脏腑器官有口、下齿、鼻,属大肠,络肺,在鼻旁与足阳明胃经相接。大肠经对淋巴系统有自然保护之功能,经常刺激可增强人体免疫力,因此可以说大肠经是人体淋巴系统的"保护神"。

## 大肠经小百科

###  命名由来

手阳明大肠经为行走于上肢,内属于大肠,阳气盛的经脉。

###  腧穴小结

本条经穴一侧穴位20个,左右共40个。上肢一侧15个,左右共30个;前胸一侧5个,左右共10个。首穴为商阳,末穴为迎香。

### ✚ 主治病候

头面五官病:牙痛、咽喉肿痛、口眼歪斜。
热病、神志病:热病昏迷、眩晕、癫狂等。
胃肠病:腹胀、腹痛、肠鸣、泄泻等。
其他病症:手臂酸痛、半身不遂等。

## 大肠经异常易出现疾病

### 经络症

大肠经不畅会导致食指、手背、上肢、后肩等经络循行部位出现疼痛和酸、胀、麻等不舒服的感觉。

### 脏腑症

肠鸣、腹痛、便秘、泄泻、脱肛等。大肠气绝则泄泻无度,大便失禁。

### 五官病

眼睛发黄、干涩,口发干,流涕或鼻出血,牙龈肿痛或者咽喉肿痛等一系列症状。

### 亢进热证时症状

便秘、腹胀、腹痛、头痛、肩与前臂部疼痛、手指痛、体热、口干等。

### 衰弱寒证时症状

便溏、腹泻、腹痛、晕眩、上肢无力、手足发冷等。

## 大肠经循行路线

手阳明大肠经起自食指末端,沿食指内侧向上,通过第1、2掌骨之间的合谷,向上进入两筋(翘起拇指出现的两条明显的肌腱)之间的凹陷处,向上沿前臂外侧进入肘外侧,再沿上臂外侧上行至肩部,向后与脊柱上的大椎相交,然后向下进入锁骨上窝,联络肺脏,通过膈肌,属于大肠。

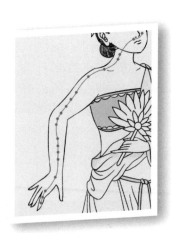

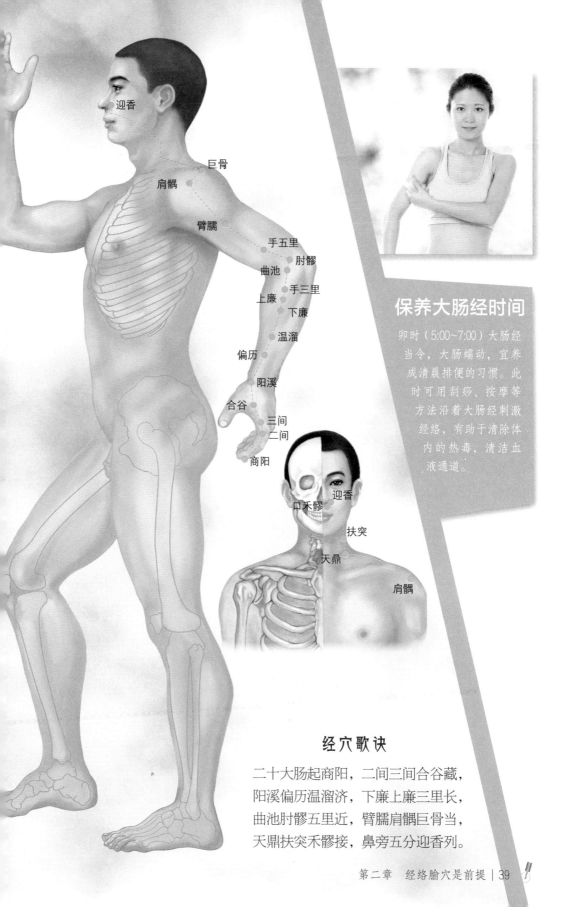

迎香

巨骨

肩髃

臂臑

手五里

曲池　肘髎

上廉　手三里

下廉

温溜

偏历

阳溪

合谷

三间

二间

商阳

口禾髎　迎香

扶突

天鼎

肩髃

## 保养大肠经时间

卯时（5:00~7:00）大肠经当令，大肠蠕动，宜养成清晨排便的习惯。此时可用刮痧、按摩等方法沿着大肠经刺激经络，有助于清除体内的热毒，清洁血液通道。

## 经穴歌诀

二十大肠起商阳，二间三间合谷藏，
阳溪偏历温溜济，下廉上廉三里长，
曲池肘髎五里近，臂臑肩髃巨骨当，
天鼎扶突禾髎接，鼻旁五分迎香列。

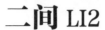

# 商阳 LI1

商，古代五音之一，属金；阳，阴阳之阳。大肠属金，在音为商；阳，指阳经，商阳为手阳明大肠经首穴。

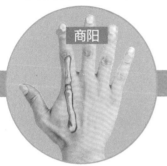

【主治】
咽喉肿痛、昏厥、呕吐、扁桃体炎、便秘等。

【精准定位】
在手指，食指末节桡侧，指甲根角侧上方 0.1 寸（指寸）。

【快速取穴】
食指末节指甲根角，靠拇指侧的位置。

【局部解剖】
有食指固有伸肌腱，指及掌背动脉、静脉网；布有正中神经，指掌侧固有神经，桡神经，指背侧神经。

 操作

直刺 0.1~0.2 寸，或点刺出血；可灸。

# 二间 LI2

二，第二；间，间隙，指穴。此为大肠经第二穴。

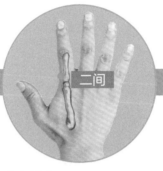

【主治】
牙痛、咽喉肿痛、鼻出血、目痛、腹胀等。

【精准定位】
在手指，第 2 掌指关节桡侧远端赤白肉际处。

【快速取穴】
握拳，第 2 掌指关节前缘，靠大拇指侧，触之有凹陷处即是。

【局部解剖】
有指屈深、浅肌腱；指背及掌侧动脉、静脉；布有指掌侧固有神经，正中神经肌支，指背侧神经。

 操作

直刺 0.2~0.3 寸；可灸。

# 三间 LI3

三，第三；间，间隙，指穴。此为大肠经第三穴。

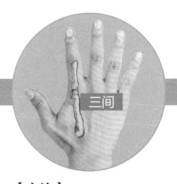

【主治】
牙痛、咽喉肿痛、身热胸闷、痔疮、哮喘等。

【精准定位】
在手背，第 2 掌指关节桡侧近端凹陷中。

【快速取穴】
微握拳，第 2 掌指关节后缘，触之有凹陷处即是。

【局部解剖】
有第 1 骨间背侧肌，深层为拇内收肌；有手背静脉网（头静脉起始部），指掌侧固有动脉；布有桡神经浅支。

 操作

直刺 0.3~0.5 寸；可灸。

# 合谷 LI4

合，结合；谷，山谷。穴在第1、2掌骨之间，局部呈山谷样凹陷。

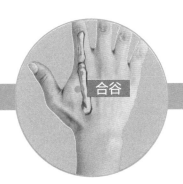

## 【主治】

外感发热、头痛目眩、鼻塞、牙痛、便秘、月经不调等。

## 【精准定位】

在手背，第2掌骨桡侧的中点处。

## 【快速取穴】

右手拇指、食指张开呈90°，左手拇指指间关节横纹压在右手虎口上，指尖点到处即是。

## 【局部解剖】

在第1掌骨间背侧肌中，深层为拇内收肌；有手背静脉网，近侧正当桡动脉穿向手背处；布有桡神经浅支的掌背神经，深部为正中神经的指掌侧固有神经。

 操作

直刺0.5~0.8寸；可灸。

# 阳溪 LI5

阳，指阳经；溪，山涧流水之沟。指本穴在手背之阳的两筋凹陷明显处。

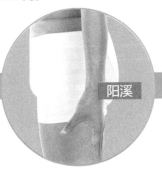

## 【主治】

头痛、耳鸣、耳聋、牙痛、目赤肿痛等。

## 【精准定位】

在腕区，腕背侧远端横纹桡侧，桡骨茎突远端，即"鼻烟窝"凹陷中。

## 【快速取穴】

手掌侧放，拇指伸直向上翘起，腕背桡侧有一凹陷处即是。

## 【局部解剖】

在拇长伸肌腱与拇短伸肌腱之间；有头静脉，桡动脉本干及其腕背支；布有桡神经浅支，前臂外侧皮神经。

操作

直刺0.3~0.5寸；可灸。

# 偏历 LI6

偏，偏离；历，行经。大肠经从这里分出络脉，偏行肺经。

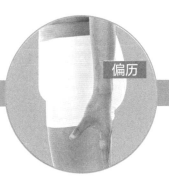

## 【主治】

耳聋、耳鸣、鼻出血、目赤、牙痛、肠鸣、腹痛等。

## 【精准定位】

在前臂，腕背侧远端横纹上3寸，阳溪（LI5）与曲池（LI11）连线上。

## 【快速取穴】

两手虎口垂直交叉，中指指端落于前臂背面处的凹陷处即是。

## 【局部解剖】

在桡侧腕伸肌腱与拇长展肌处；有头静脉；布有桡神经浅支，前臂外侧皮神经。

 操作

直刺0.3~0.7寸；可灸。

# 温溜 LI7

温，温暖；溜，流通。本穴有温通经脉之功，善治肘臂寒痛。

# 下廉 LI8

下，下方；廉，边缘。穴在前臂背面近桡侧缘，上廉之下。

# 上廉 LI9

上，上方；廉，边缘。穴在前臂背面近桡侧缘，下廉之上。

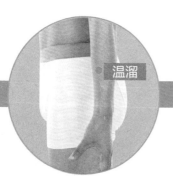

温溜

下廉

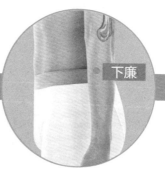

上廉

【主治】
寒热头痛、面赤面肿、口舌痛、肩背疼痛等。

【主治】
眩晕、腹痛、上肢不遂、手肘肩无力等。

【主治】
腹痛、腹胀、肠鸣、上肢肿痛、上肢不遂等。

【精准定位】
在前臂，腕背侧远端横纹上5寸，阳溪（LI5）与曲池（LI11）连线上。

【精准定位】
在前臂，肘横纹下4寸，阳溪(LI5)与曲池(LI11)连线上。

【精准定位】
在前臂，肘横纹下3寸，阳溪（LI5）与曲池（LI11）连线上。

【快速取穴】
先确定阳溪的位置，向上7横指处即是。

【快速取穴】
先找到上廉，向下1寸即是。

【快速取穴】
先找到曲池、阳溪，两者连线，曲池向下4横指处即是。

【局部解剖】
在桡侧腕伸肌腱与拇长展肌之间；有桡动脉支及静脉；布有前臂背侧皮神经，桡神经深支。

【局部解剖】
有桡侧腕短伸肌，桡侧腕长伸肌，深层为旋后肌；有桡动脉分支；布有前臂背侧皮神经及桡神经分支。

【局部解剖】
有桡侧腕短伸肌，桡侧腕长伸肌，深层为旋后肌；有桡动脉分支；布有前臂背侧皮神经，桡神经分支。

操作
直刺0.5~0.8寸；可灸。

操作
直刺0.5~0.8寸；可灸。

操作
直刺0.5~0.8寸；可灸。

# 手三里 LI10

手，上肢；三，数词；里，古代有以里为寸之说。穴在上肢，属手阳明大肠经。

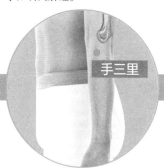

【主治】
腹痛、腹泻、肩周炎、上肢不遂、牙痛等。

【精准定位】
在前臂，肘横纹下2寸，阳溪（LI5）与曲池（LI11）连线上。

【快速取穴】
先找到曲池、阳溪，两者连线，曲池穴向下3横指处即是。

【局部解剖】
有桡侧腕短伸肌，桡侧腕长伸肌，深层为旋后肌；有桡返动脉分支；布有前臂背侧皮神经及桡神经深支。

操作

直刺0.5~0.8寸；可灸。

# 曲池 LI11

曲，弯曲；池，水的围合之处、汇合之所。曲池，地名。穴在肘臂屈曲时肘横纹端凹陷处。

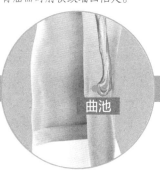

【主治】
感冒、外感发热、咳嗽、气喘、腹痛、手臂肿痛等。

【精准定位】
在肘区，尺泽（LU5）与肱骨外上髁连线的中点处。

【快速取穴】
先找到尺泽和肱骨外上髁，其连线中点处即是。

【局部解剖】
在肱桡肌的桡侧，桡侧腕长伸肌的起始部，有桡返动脉分支；布有前臂背侧皮神经，内侧深层为桡神经本干。

操作

直刺0.5~1.2寸；可灸。

# 肘髎 LI12

肘，肘部；髎，骨隙。穴在肘部，靠近骨隙处。

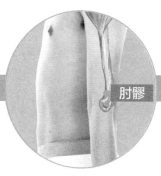

【主治】
肩臂肘疼痛，上肢麻木、拘挛等。

【精准定位】
在肘区，肱骨外上髁上缘，髁上嵴的前缘。

【快速取穴】
先找到曲池，向上1拇指同身寸处即是。

【局部解剖】
在肱桡肌的起始部，肱三头肌外缘；有桡侧副动脉；布有前臂背侧皮神经，深层为桡神经本干。

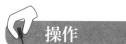
操作

直刺0.5~0.8寸；可灸。

# 手五里 LI13

手，上肢；五，数词；里，古代有以毌为寸之说。穴在上肢，天府下 5 寸处。

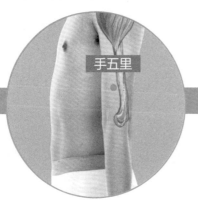

## 【主治】
肩周炎、手臂肿痛、上肢不遂、疟疾等。

## 【精准定位】
在臂部，肘横纹上 3 寸，曲池（LI11）与肩髃（LI15）连线上。

## 【快速取穴】
手臂外侧，曲池上 4 横指处。

## 【局部解剖】
在肱桡肌起始部，肱三头肌前缘；深层为桡侧副动脉，布有前臂背侧皮神经，深层为桡神经。

 操作

直刺 0.5~0.8 寸；可灸。

# 臂臑 LI14

臂，通指上肢；臑，上臂肌肉隆起处。穴在上肢肌肉隆起处。

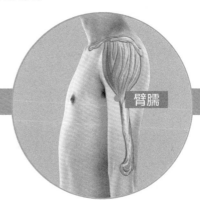

## 【主治】
眼部疾病、手臂肿痛、上肢不遂、肩周炎等。

## 【精准定位】
在臂部，曲池（LI11）上 7 寸，三角肌前缘处。

## 【快速取穴】
屈肘，紧握拳，在三角肌下端偏内侧取穴。

## 【局部解剖】
在肱骨桡侧，三角肌下端，肱三头肌外侧头的前缘；有旋后动脉的分支，肱动脉；布有前臂背侧皮神经，深层有桡神经本干。

 操作

直刺 0.5~1.0 寸，或斜刺 0.8~1.5 寸；可灸。

# 肩髃 LI15

肩，肩部；髃，隅角。穴在肩角部。

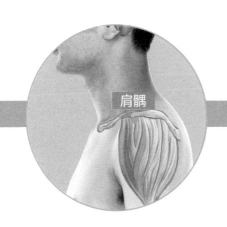

## 【主治】
肩臂疼痛、肩周炎、肩痛、上肢不遂等。

## 【精准定位】
在三角肌区，肩峰外侧缘前端与肱骨大结节两骨间凹陷处。

## 【快速取穴】
正坐，屈肘抬臂，用食指按压肩尖下，肩前呈现凹陷处。

## 【局部解剖】
在三角肌上部中央，当肩峰与肱骨大结节之间；有旋肱后动脉、静脉；布有锁骨上神经及腋神经。

 操作

直刺或斜刺 0.5~1.2 寸；可灸。

# 巨骨 LI16

巨，大；骨，骨骼。古称锁骨为巨骨。穴近锁骨肩峰端。

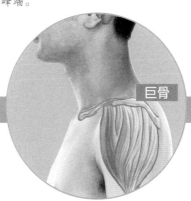

## 【主治】
肩背及上臂疼痛、手臂挛急、半身不遂等。

## 【精准定位】
在肩胛区，锁骨肩峰端与肩胛冈之间凹陷中。

## 【快速取穴】
沿着锁骨向外摸至肩峰端，再找背部肩胛冈，两者之间凹陷处即是。

## 【局部解剖】
在锁骨肩峰端与肩胛冈之间；有冈上肌、斜方肌；深层有肩胛上动脉、静脉；布有锁骨上神经后支，深层为肩胛上神经。

 操作

直刺 0.4~0.8 寸，不可深刺，以免刺入胸腔造成气胸；可灸。

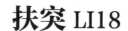

# 天鼎 LI17

天，大空，指上面而言；鼎，古器物名。头形似鼎，穴在耳下颈部。

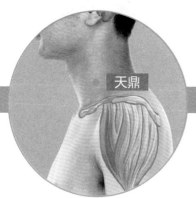

# 扶突 LI18

扶，旁边；突，隆起，指喉结。穴在喉结旁。

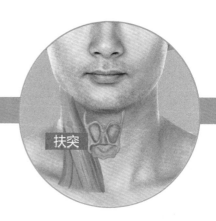

## 天鼎

**【主治】**

咳嗽、气喘、咽喉肿痛、扁桃体炎、梅核气、瘿瘤（甲状腺肿瘤）等。

**【精准定位】**

在颈部，横平环状软骨，胸锁乳突肌后缘。

**【快速取穴】**

先找到扶突，再找到锁骨上窝中央，两者连线中点处即是。

**【局部解剖】**

在胸锁乳突肌的胸骨头与锁骨头分开处，深层为中斜角肌；有颈外浅动脉，深层内侧有颈升动脉；布有耳大神经、枕小神经、副神经，深层有膈神经。

 **操作**

直刺 0.3~0.5 寸；可灸。

## 扶突

**【主治】**

咳嗽、气喘、咽喉肿痛、打嗝等。

**【精准定位】**

在胸锁乳突肌区，横平喉结，胸锁乳突肌的前缘和后缘中间。

**【快速取穴】**

头微侧，手指置于平喉结的胸锁乳突肌肌腹中点，按压有酸胀感处即是。

**【局部解剖】**

有胸锁乳突肌，深层为中斜角肌起点；深层内侧有颈升动脉；布有耳大神经、颈皮神经、枕小神经及副神经。

 **操作**

直刺 0.5~0.8 寸；可灸。

# 口禾髎 LI19

口，口部；禾，谷物；髎，间隙。谷物从口入胃，穴在口旁骨隙中。

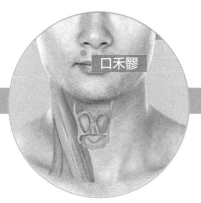

# 迎香 LI20

迎，迎接；香，香气。本穴在鼻旁，能治鼻病，改善嗅觉，进而迎来香气。

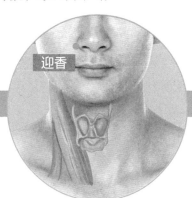

【主治】

鼻塞、流涕、鼻出血、口歪等。

【主治】

鼻塞、过敏性鼻炎、鼻出血、面神经麻痹、黄褐斑、酒糟鼻等。

【精准定位】

在面部，横平人中沟上 1/3 与下 2/3 交点处，鼻孔外缘直下。

【精准定位】

在面部，鼻翼外缘中点旁，鼻唇沟中。

【快速取穴】

鼻孔外缘直下，平鼻唇沟上 1/3 处即是。

【快速取穴】

于鼻翼外缘中点的鼻唇沟中取穴。

【局部解剖】

在上唇方肌止端；有面动脉、静脉的上唇支；布有上颌神经的眶下神经支与面神经的吻合支。

【局部解剖】

有上唇方肌；面动脉、静脉及眶下动脉、静脉分支；布有面神经与眶下神经吻合支。

 操作

直刺 0.2~0.3 寸；禁灸。

操作

直刺 0.2~0.4 寸，或斜刺 0.3~0.5 寸；不宜灸。

# 足阳明胃经经穴

足阳明胃经在鼻旁与手阳明大肠经衔接，联系的脏腑器官有鼻、目、上齿、口唇、喉咙和乳房，属胃，络脾，在足大趾与足太阴脾经相接。胃是气血生成的地方，而气血是人体最基本的保障，所以，脾胃是人体的后天之本。

## 胃经小百科

### 命名由来

足阳明胃经为行走于下肢外侧面及胸腹部、头面部，内属于胃，阳气盛的经脉。

### 腧穴小结

本条经穴一侧穴位45个，左右共90个。首穴为承泣，末穴为厉兑。

### ✚ 主治病候

胃肠病：食欲不振、胃痛、呕吐、噎嗝、腹胀、泄泻、痢疾、便秘等。

头面五官病：目赤痛痒、目翳、眼睑瞤动。

神志病：癫狂。

其他病症：下肢痿痹、转筋。

## 胃经异常易出现疾病

### 经络症

本经从头走足，如有不畅，容易引发高热、出汗、脖子肿、咽喉痛、牙痛、流鼻涕或流鼻血等病症。

### 脏腑症

胃经功能下降，则会出现胃痛、胃胀、消化不良、呕吐、反胃、肠鸣、腹胀，严重时则胃口全无、食欲不振。

### 亢进热证时症状

体热、腹胀、打嗝、便秘、食欲增加、胃痉挛性疼痛、胃酸过多、唇干裂。

### 衰弱寒证时症状

腹痛、腹泻、呕吐、消化不良、胃酸不足、忧郁、下肢倦怠。

## 胃经循行路线

足阳明胃经起于鼻翼两侧（迎香），上行至鼻根部，旁行入目内眦会足太阳膀胱经（睛明），向下沿鼻的外侧（承泣、四白），进入上齿龈内，复出绕过口角左右相交于颏唇沟（承浆），再向后沿着下颌出大迎，沿下颌角（颊车），上行耳前，经颧弓上行，沿着前发际，到达前额于神庭。

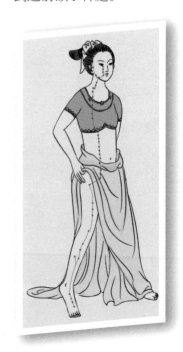

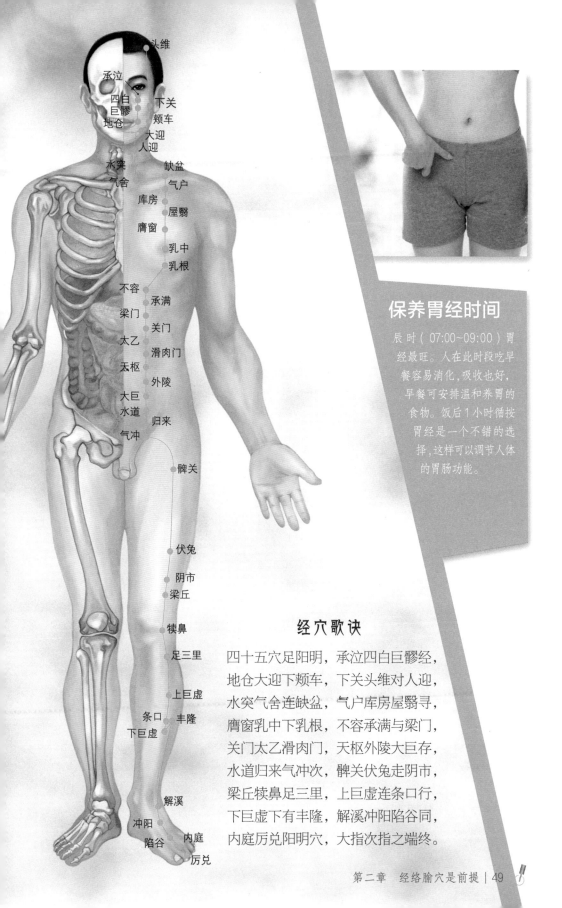

头维
承泣
四白
巨髎
地仓
下关
颊车
大迎
人迎
水突
气舍
缺盆
气户
库房
屋翳
膺窗
乳中
乳根
不容
承满
梁门
关门
太乙
滑肉门
天枢
外陵
大巨
水道
归来
气冲
髀关
伏兔
阴市
梁丘
犊鼻
足三里
上巨虚
条口
丰隆
下巨虚
解溪
冲阳
陷谷
内庭
厉兑

## 保养胃经时间

辰时（07:00~09:00）胃经最旺。人在此时段吃早餐容易消化，吸收也好，早餐可安排温和养胃的食物。饭后1小时循按胃经是一个不错的选择，这样可以调节人体的胃肠功能。

## 经穴歌诀

四十五穴足阳明，承泣四白巨髎经，
地仓大迎下颊车，下关头维对人迎，
水突气舍连缺盆，气户库房屋翳寻，
膺窗乳中下乳根，不容承满与梁门，
关门太乙滑肉门，天枢外陵大巨存，
水道归来气冲次，髀关伏兔走阴市，
梁丘犊鼻足三里，上巨虚连条口行，
下巨虚下有丰隆，解溪冲阳陷谷同，
内庭厉兑阳明穴，大指次指之端终。

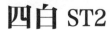
# 承泣 ST1

承，承受；泣，泪水。穴在目下，犹如承受泪水的部位。

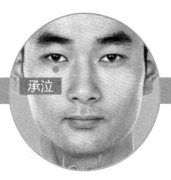

【主治】
目赤肿痛、视力模糊、白内障、口眼歪斜等。

【精准定位】
在面部，眼球与眶下缘之间，瞳孔直下。

【快速取穴】
食指、中指伸直并拢，中指贴于鼻侧，食指指尖位于下眼眶边缘处即是。

【局部解剖】
在眼轮匝肌中，深层眶内有眼球下直肌、下斜肌；有眼动脉、静脉分支；布有上颌神经眶下神经支，动眼神经下支之肌支及面神经颧支。

操作

紧靠眼眶下缘缓慢直刺0.3~0.5寸，不宜提插及大幅度捻转，以防刺破血管引起血肿；禁灸。

# 四白 ST2

四，四方；白，光明。穴在目下，能治目疾，改善视觉，明见四方。

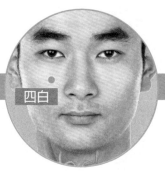

【主治】
近视、目赤痛痒、迎风流泪、白内障、面瘫等。

【精准定位】
在面部，眶下孔处。

【快速取穴】
食指、中指伸直并拢，中指贴于两侧鼻翼，食指指尖所按处有一凹陷处即是。

【局部解剖】
在眶下孔处，有上唇方肌，深层为犬齿肌；有面动脉、静脉及眶下动脉、静脉会合支；布有眶下神经支及面神经颧支。

操作

直刺0.2~0.4寸；不宜灸。

# 巨髎 ST3

巨，大也；髎，孔隙。穴在上颌骨与颧骨交接之巨大孔隙中，泛指面部髎孔之巨大者。

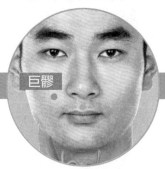

【主治】
口眼歪斜、鼻出血、牙痛、面痛、面神经麻痹等。

【精准定位】
在面部，横平鼻翼下缘，瞳孔直下。

【快速取穴】
直视前方，沿瞳孔垂直线向下，与鼻翼下缘水平线交点凹陷处即是。

【局部解剖】
有上唇方肌，深层为犬齿肌；有面动脉、静脉及眶下动脉、静脉会合支；布有眶下神经支及面神经颊支。

操作

直刺0.3~0.6寸；可灸。

# 地仓 ST4

地，指土地所产之谷物；仓，仓廪、仓库。意为口腔犹如谷物仓库的组成部分。

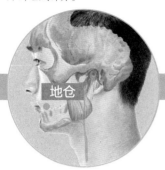

地仓

**【主治】**
口角歪斜、牙痛、流涎、眼睑眴动等。

**【精准定位】**
在面部，口角旁开 0.4 寸（指寸）。

**【快速取穴】**
轻闭口，举两手，用食指指甲垂直下压唇角外侧两旁即是。

**【局部解剖】**
在口轮匝肌中，深层为颊肌；有面动脉、静脉；布有面神经颊支，眶下神经分支，深层为颊神经的末支。

 操作

直刺 0.2 寸，或向颊车方向平刺 0.5~0.8 寸；可灸。

# 大迎 ST5

大，大小之大；迎，迎接。穴在大迎脉（面动脉）旁。

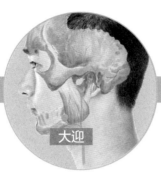

大迎

**【主治】**
口角歪斜、失音、颊肿、牙痛等。

**【精准定位】**
在面部，下颌角前方，咬肌附着部的前缘凹陷中，面动脉搏动处。

**【快速取穴】**
正坐，闭口咬牙，咬肌前下方有一凹陷，按之有搏动感处即是。

**【局部解剖】**
在咬肌停止部前缘；深层有面动脉、静脉；布有面神经的下颌缘支及三叉神经第 3 支的颊神经。

操作

直刺 0.2~0.3 寸；可灸。

# 颊车 ST6

颊，面颊，此处指上颌骨；车，车轮，指下颌骨。颊车，即下颌关节可以转动之处。

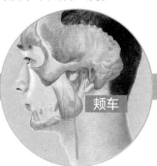

颊车

**【主治】**
口眼歪斜、牙关紧闭、牙痛、面部痉挛等。

**【精准定位】**
在面部，下颌角前上方 1 横指。

**【快速取穴】**
上下牙关咬紧时，隆起的咬肌高点，放松时按之凹陷处。

**【局部解剖】**
在咬肌中；有咬肌动脉、静脉；布有三叉神经第 3 支分出来的咬肌神经，面神经下颌缘支及耳大神经。

 操作

直刺 0.3~0.4 寸，或向地仓方向斜刺 0.7~0.9 寸；可灸。

# 下关 ST7

下，与上相对；关，机关、关节。穴在下颌关节颧弓下方，与上关互相对峙。

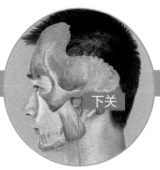

## 【主治】

牙痛、口眼歪斜、面痛、耳鸣等。

## 【精准定位】

在面部，颧弓下缘中央与下颌切迹之间凹陷中。

## 【快速取穴】

闭口，食指、中指并拢，食指贴于耳垂旁，中指指腹处即是。

## 【局部解剖】

皮下有腮腺，深层为咬肌；有面横动脉、静脉，最深层为下颌动脉、静脉；布有下颌神经耳颞神经支，最深层为下颌神经及面神经颧支。

 **操作**

直刺0.3~0.5寸；可灸。

# 头维 ST8

头，头部；维，隔角、维系、维护。谓穴居头之隔角，是维系头冠之处。

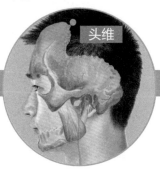

## 【主治】

面肌痉挛，偏、正头痛，迎风流泪，目眩，口眼歪斜等。

## 【精准定位】

在头部，额角发际直上0.5寸，头正中线旁开4.5寸。

## 【快速取穴】

在额头上，距额角1横指处。

## 【局部解剖】

在颞肌上缘，帽状腱膜中；有颞浅动脉、静脉额支；布有耳颞神经支，上颌神经，颧颞神经及面神经颞支。

 **操作**

向下或后平刺0.5~0.8寸；不可灸。

# 人迎 ST9

人，指人体与生命；迎，接受。谓喉结两旁之动脉，可迎受天地五脏之气以养人也。

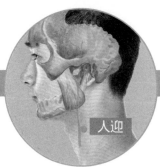

## 【主治】

胸满气逆、咽喉肿痛、瘰疬、高血压等。

## 【精准定位】

在颈部，横平喉结，胸锁乳突肌前缘，颈总动脉搏动处。

## 【快速取穴】

正坐，从喉结往外侧2横指，可感胸锁乳突肌前缘动脉搏动处。

## 【局部解剖】

在颈阔肌、胸锁乳突肌前缘；有甲状腺上动脉，约当颈内动脉、外动脉分支处，颈前浅静脉，外为颈内静脉；布有颈皮神经，面神经颈支，深层为颈动脉球。

**操作**

避开动脉直刺0.2~0.4寸；禁灸。

# 水突 ST10

水，水谷；突，穿过。穴在颈部，邻近通过食物的食管。

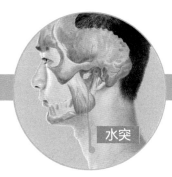

水突

## 【主治】
呼吸喘鸣、咽喉肿痛、慢性咽炎、打嗝等。

## 【精准定位】
在颈部，横平环状软骨，胸锁乳突肌前缘。

## 【快速取穴】
找到人迎、气舍，两者连线中点即是。

## 【局部解剖】
在颈阔肌、胸锁乳突肌前缘，深层有甲状腺；有甲状腺上动脉；布有颈横神经。

操作

直刺 0.3~0.4 寸；可灸。

# 气舍 ST11

气，空气，指肺胃之气；舍，宅舍。穴在气管旁，犹如气之宅舍。

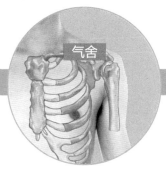

气舍

## 【主治】
咽喉肿痛、打嗝、瘿瘤（甲状腺肿瘤）等。

## 【精准定位】
在胸锁乳突肌区，锁骨上小窝，锁骨胸骨端上缘，胸锁乳突肌胸骨头与锁骨头中间的凹陷中。

## 【快速取穴】
头转向对侧，锁骨内侧端上缘两筋之间的凹陷处。

## 【局部解剖】
有颈阔肌，在胸锁乳突肌的胸骨头外缘；有颈浅前动脉，深层为颈总动脉；布有锁骨上神经前支及舌下神经肌支。

操作

直刺 0.3~0.4 寸；可灸。

# 缺盆 ST12

缺，空缺，与残缺之意有别；盆，阔口盛器。锁骨上窝正如盆之无盖，空虚如缺。

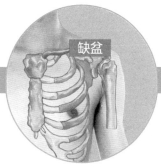

缺盆

## 【主治】
咳嗽、哮喘、胸痛、咽喉肿痛、慢性咽炎等。

## 【精准定位】
在颈外侧区，锁骨上大窝，锁骨上缘凹陷中，前正中线旁开 4 寸。

## 【快速取穴】
正坐，乳中线直上锁骨上方有一凹陷，凹陷中点按压有酸胀感处即是。

## 【局部解剖】
有颈阔肌，肩胛舌骨肌之中间腱；下方有颈横动脉，内侧为锁骨下动脉；布有锁骨上神经中支，深层为臂丛的锁骨上部。

操作

直刺 0.2~0.4 寸；可灸。

# 气户 ST13

气，空气，指肺胃之气；户，门户。穴在胸上部，故喻为气的门户。

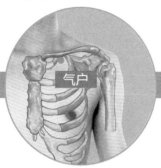

【主治】

呼吸喘鸣、咽喉肿痛、打嗝等。

【精准定位】

在胸部，锁骨下缘，前正中线旁开4寸。

【快速取穴】

正坐或仰卧，乳中线与锁骨下缘相交的凹陷中，按压有酸胀感处即是。

【局部解剖】

在胸大肌起始部，深层上方为锁骨下肌；有胸肩峰动脉、静脉之支；布有锁骨上神经，胸前神经分支。

 操作

直刺0.2~0.4寸；可灸。

# 库房 ST14

库，府库；房，房室。呼吸之气存于肺如储存库；从上至下，犹如从门户进入房室。

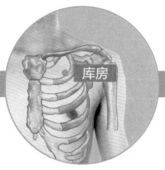

【主治】

胸满气逆、气喘、胸胁胀痛、咳嗽等。

【精准定位】

在胸部，第1肋间隙，前正中线旁开4寸。

【快速取穴】

正坐或仰卧，从乳头沿垂直线向上推3个肋间隙，按压有酸胀感处即是。

【局部解剖】

有胸大肌，胸小肌，深层为第1肋间内肌、外肌；有胸肩峰动脉、静脉及胸外侧动脉、静脉之支；布有胸前神经分支。

操作

向内斜刺0.3~0.5寸；可灸。

# 屋翳 ST15

屋，深室；翳，隐蔽。穴在胸中部，呼吸之气至此如达深室隐蔽。

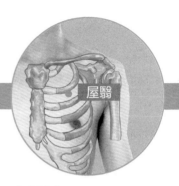

【主治】

胸胁胀痛、胸满气逆、咳嗽喘息等。

【精准定位】

在胸部，第2肋间隙，前正中线旁开4寸。

【快速取穴】

正坐或仰卧，从乳头沿垂直线向上推2个肋间隙，按压有酸胀感处即是。

【局部解剖】

有胸大肌，胸小肌，深层为第2肋间内肌、外肌；有胸肩峰动脉、静脉及胸外侧动脉、静脉之支；布有胸前神经分支。

 操作

直刺0.2~0.3寸，或向内斜刺0.3~0.5寸；可灸。

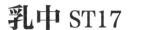

# 膺窗 ST16

膺，胸膺；窗，窗户。穴在胸膺部，犹如胸室之窗。

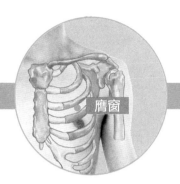

【主治】
胸满气逆、呼吸喘鸣、咳嗽喘息、乳痈等。

【精准定位】
在胸部，第3肋间隙，前正中线旁开4寸。

【快速取穴】
正坐或仰卧，从乳头沿垂直线向上推1个肋间隙，按压有酸胀感处。

【局部解剖】
有胸大肌，深层为第3肋间内肌、外肌；有胸外侧动脉、静脉；布有胸前神经分支。

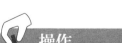 操作

直刺0.2~0.4寸，或向内斜刺0.4~0.6寸；可灸。

# 乳中 ST17

乳，乳头；中，正中。穴在乳头正中。

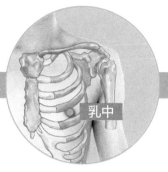

【主治】
癫痫、产后乳少、乳痈等。

【精准定位】
在胸部，乳头中央。

【快速取穴】
在胸部，第4肋间隙，乳头中央，距前正中线4寸。

【局部解剖】
有胸大肌；有胸外侧动脉、静脉的分支；布有胸内侧神经分支、外侧神经分支。

操作

仅作为体表取穴标志，禁针灸。

# 乳根 ST18

乳，乳房；根，根部。穴在乳房根部。

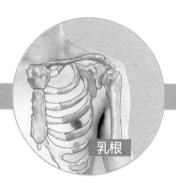

【主治】
胸痛、胸闷、咳喘、乳汁不足、乳房肿痛等。

【精准定位】
在胸部，第5肋间隙，前正中线旁开4寸。

【快速取穴】
正坐或仰卧，从乳中直向下推1个肋间隙，按压有酸胀感处即是。

【局部解剖】
在胸大肌下部，深层有第5肋间内肌、外肌；有肋间动脉，胸壁浅静脉；布有第5肋间神经外侧支的内侧皮支，深层为肋间神经干。

 操作

斜刺0.5~0.8寸；可灸。

# 不容 ST19

不，不可；容，容纳。穴在上腹部，意指胃纳水谷达到的最高处，不可再纳。

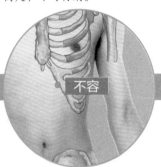

## 【主治】
腹胀、胃痛、呕吐、食欲不振等。

## 【精准定位】
在上腹部，脐中上6寸，前正中线旁开2寸。

## 【快速取穴】
仰卧，从肚脐向上2个4横指，再水平旁开3横指，按压有酸胀感处。

## 【局部解剖】
在腹直肌及其鞘处，深层为腹横肌；有腹壁上动脉、静脉及第6肋间动脉、静脉；布有第6肋间神经分支。

 操作

直刺0.2~0.4寸；可灸。

# 承满 ST20

承，承受；满，充满。穴在上腹部，意指胃纳水谷至此充满。

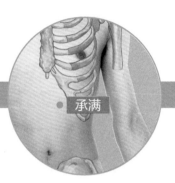

## 【主治】
胃痛、呕吐、腹胀、肠鸣等。

## 【精准定位】
在上腹部，脐中上5寸，前正中线旁开2寸。

## 【快速取穴】
仰卧，先找到不容，垂直向下1横指，按压有酸胀感处即是。

## 【局部解剖】
在腹直肌及其鞘处，深层为腹横肌；有腹壁上动脉、静脉之支，第7肋间动脉、静脉之支；布有第7肋间神经分支。

 操作

直刺0.4~0.6寸；可灸。

# 梁门 ST21

梁，指谷梁；门，门户。穴在上腹部，寓意饮食入胃之门户。

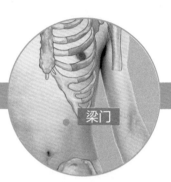

## 【主治】
胃痛、呕吐、腹胀、食欲不振、便溏、呕血等。

## 【精准定位】
在上腹部，脐中上4寸，前正中线旁开2寸。

## 【快速取穴】
仰卧，取肚脐与剑胸结合连线的中点，再水平旁开3横指处即是。

## 【局部解剖】
在腹直肌及其鞘处，深层为腹横肌；有腹壁上动脉、静脉，第8肋间动、静脉之支；布有第8肋间神经分支。

 操作

直刺0.5~0.8寸；可灸。

# 关门 ST22

关，关隘；门，门户。穴近胃脘下部，约当胃肠交界之关，有开有关，如同门户。

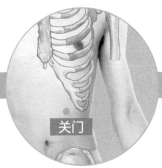

关门

## 【主治】
胃痛、呕吐、腹胀、食欲不振、便秘、遗尿等。

## 【精准定位】
在上腹部，脐中上3寸，前正中线旁开2寸。

## 【快速取穴】
仰卧，从肚脐沿前正中线向上4横指，再水平旁开3横指处即是。

## 【局部解剖】
在腹直肌及其鞘处；有腹壁下动脉、静脉及第8肋间动脉、静脉之支；布有第8肋间神经分支。

### 操作
直刺0.8~1.2寸；可灸。

# 太乙 ST23

太，甚大；乙，十天干之一。古以中央为太乙。脾土居中，寓腹中央为太乙。

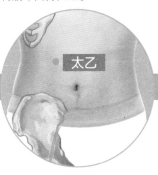

太乙

## 【主治】
胃痛、呕吐、腹胀、食欲不振等。

## 【精准定位】
在上腹部，脐中上2寸，前正中线旁开2寸。

## 【快速取穴】
仰卧，从肚脐沿前正中线向上3横指，再水平旁开3横指处即是。

## 【局部解剖】
在腹直肌及其鞘处；有腹壁下动脉、静脉，第8肋间动脉、静脉之支；布有第8肋间神经分支。

### 操作
直刺0.8~1.2寸；可灸。

# 滑肉门 ST24

滑，美好；肉，肌肉；门，门户。穴平脐上1寸，食物至此已分清泌浊，犹如精细食物通过之门户。

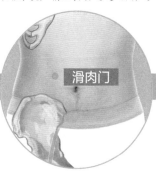

滑肉门

## 【主治】
胃痛、呕吐、腹胀、食欲不振、月经不调等。

## 【精准定位】
在上腹部，脐中上1寸，前正中线旁开2寸。

## 【快速取穴】
仰卧，从肚脐沿前正中线向上1横指，再水平旁开3横指处即是。

## 【局部解剖】
在腹直肌及其鞘处；有腹壁下动脉、静脉，第9肋间动脉、静脉之支；布有第9肋间神经分支。

### 操作
直刺0.8~1.2寸；可灸。

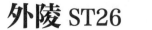
# 天枢 ST25

天，天空；枢，枢纽。脐上为天属阳，脐下为地属阴。穴位平脐，犹如天地之枢纽。

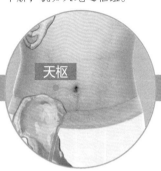

天枢

## 【主治】

呕吐、腹胀、肠鸣、腹泻不止、痢疾、便秘、口腔溃疡、月经不调等。

## 【精准定位】

在腹部，横平脐中，前正中线旁开2寸。

## 【快速取穴】

仰卧，肚脐旁开3横指，按压有酸胀感处即是。

## 【局部解剖】

在腹直肌及其鞘处；有腹壁下动脉、静脉，第10肋间动脉、静脉之支；布有第10肋间神经分支。

**操作**

直刺0.8~1.2寸；可灸。

# 外陵 ST26

外，内外之外；陵，山陵。穴位局部隆起如山陵。

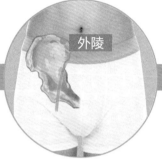

外陵

## 【主治】

胃痛、腹痛、腹胀、疝气、痛经等。

## 【精准定位】

在下腹部，脐中下1寸，前正中线旁开2寸。

## 【快速取穴】

仰卧，从肚脐沿前正中线向下1横指，再水平旁开3横指处即是。

## 【局部解剖】

在腹直肌及其鞘处；有腹壁下动脉、静脉，第10肋间动脉、静脉之支；布有第10肋间神经。

**操作**

直刺0.8~1.2寸；可灸。

# 大巨 ST27

大，大小之大；巨，巨大。穴在腹壁最大隆起的部位。

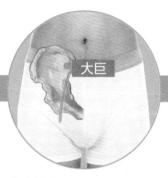

大巨

## 【主治】

便秘、腹痛、遗精、早泄、阳痿、小便不利等。

## 【精准定位】

在下腹部，脐中下2寸，前正中线旁开2寸。

## 【快速取穴】

仰卧，从肚脐沿前正中线向下3横指，再水平旁开3横指处即是。

## 【局部解剖】

在腹直肌及其鞘处；有第11肋间动脉、静脉之支，外侧为腹壁下动脉、静脉；布有第11肋间神经。

**操作**

直刺0.8~1.2寸；可灸。

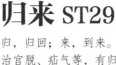

# 水道 ST28

水，水液；道，道路。穴位深部相当于小肠并靠近膀胱，属下焦，为水道之所出。

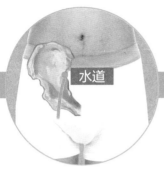

【主治】
便秘、腹痛、小腹胀痛、痛经、膀胱炎等。

【精准定位】
在下腹部，脐中下3寸，前正中线旁开2寸。

【快速取穴】
仰卧，从肚脐沿前正中线向下4横指，再水平旁开3横指处即是。

【局部解剖】
在腹直肌及其鞘处；有第11肋间动脉、静脉之支，外侧为腹壁下动脉、静脉；布有第12肋间神经。

操作
直刺0.5~1.2寸；可灸。

# 归来 ST29

归，归回；来，到来。本穴能治宫脱、疝气等，有归复还纳之功。

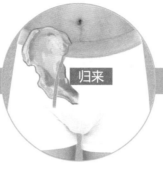

【主治】
腹痛、不孕、闭经、阳痿、白带过多等。

【精准定位】
在下腹部，脐中下4寸，前正中线旁开2寸。

【快速取穴】
仰卧，从耻骨联合上缘沿前正中线向上1横指，再水平旁开3横指处即是。

【局部解剖】
在腹直肌外缘，有腹内斜肌，腹横肌腱膜；外侧有腹壁下动脉、静脉；布有髂腹下神经。

操作
直刺0.8~1.2寸；可灸。

# 气冲 ST30

气，指经气；冲，冲要。穴在经气流注之冲要。

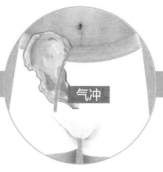

【主治】
阳痿、疝气、不孕、腹痛、月经不调等。

【精准定位】
在腹股沟区，耻骨联合上缘，前正中线旁开2寸，动脉搏动处。

【快速取穴】
仰卧，从耻骨联合上缘中点水平旁开3横指处即是。

【局部解剖】
有腹外斜肌腱膜，在腹内斜肌和腹横肌下部；有腹壁浅动脉、静脉之支，外侧为腹壁下动脉、静脉；布有髂腹股沟神经。

操作
直刺0.8~1.2寸；可灸。

# 髀关 ST31

髀，指股部及下肢；关，机关。穴处乃下肢运动之机关也。

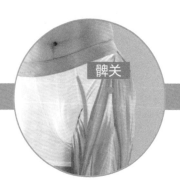

髀关

## 【主治】
腰膝疼痛、下肢酸软麻木、膝寒等。

## 【精准定位】
在股前区，股直肌近端、缝匠肌与阔筋膜张肌3条肌肉之间凹陷中。

## 【快速取穴】
大腿前髂前上棘与髌底外缘连线和会阴水平线交点处即是。

## 【局部解剖】
在缝匠肌与阔筋膜张肌之间；深层有旋股外侧动脉、静脉之支；布有股外侧皮神经。

 操作

直刺0.6~1.2寸；可灸。

---

# 伏兔 ST32

伏，俯伏；兔，兽名。穴位于股前方肌肉丰厚之处，形如兔伏，故名伏兔。

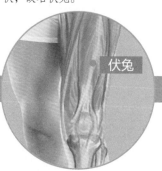

伏兔

## 【主治】
腰膝疼痛、下肢酸软麻木、腹胀等。

## 【精准定位】
在股前区，髌底上6寸，髂前上棘与髌底外侧端的连线上。

## 【快速取穴】
耻骨联合上缘与髌骨外缘连线上，髌骨上缘上6寸即是。

## 【局部解剖】
在股直肌的肌腹中；有旋股外侧动脉、静脉之支；布有股前皮神经，股外侧皮神经。

操作

直刺0.6~1.2寸；可灸。

---

# 阴市 ST33

阴，阴阳之阴，指寒邪；市，集市，聚散之意。穴能疏散膝部寒气。

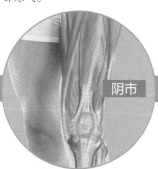

阴市

## 【主治】
腿膝冷痛、麻痹，下肢不遂，糖尿病等。

## 【精准定位】
在股前区，髌底上3寸，股直肌肌腱外侧缘。

## 【快速取穴】
下肢伸直，髌底外侧直上4横指，按压有痛感处即是。

## 【局部解剖】
在股直肌与股外侧肌之间；有旋股外侧动脉降支；布有股前皮神经，股外侧皮神经。

操作

直刺0.5~1.2寸；可灸。

# 梁丘 ST34

梁，山梁；丘，丘陵。形如山梁丘陵，穴当其处。

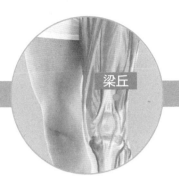

# 犊鼻 ST35

犊，小牛；鼻，口鼻。膝盖形如牛鼻，穴在膝眼中，故名。

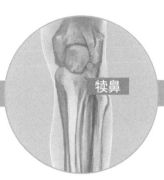

# 足三里 ST36

足，下肢；三，数词；里，古代有以里为寸之说。穴在下肢，位于外膝眼下三寸。

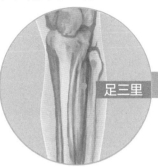

## 【主治】
胃痛、肠鸣、腹泻、膝关节炎、膝胫痹痛等。

## 【精准定位】
在股前区，髌底上2寸，股外侧肌与股直肌肌腱之间。

## 【快速取穴】
坐位，下肢用力蹬直，髌骨外上缘上方凹陷正中处即是。

## 【局部解剖】
在股直肌和股外侧肌之间；有旋股外侧动脉降支；布有股前皮神经，股外侧皮神经。

## 【主治】
膝痛、腰痛、足跟痛等。

## 【精准定位】
在膝前区，髌韧带外侧凹陷中。

## 【快速取穴】
坐位，下肢用力蹬直，膝盖外下方凹陷处即是。

## 【局部解剖】
内侧为髌韧带；有膝关节动脉、静脉网；布有腓肠外侧皮神经及腓总神经关节支。

## 【主治】
胃痛、呕吐、腹泻、便秘、头痛、眩晕、鼻塞、脾胃虚弱、贫血、手足怕冷等。

## 【精准定位】
在小腿外侧，犊鼻（ST35）下3寸，犊鼻与解溪（ST41）连线上。

## 【快速取穴】
站位弯腰，同侧手虎口围住髌骨上外缘，余四指向下，中指指尖处即是。

## 【局部解剖】
有胫骨前肌，外侧为趾长伸肌；有胫前动脉、静脉；布有腓肠外侧神经及隐神经的皮支，深层为腓深神经。

 操作

直刺0.5~1.2寸；可灸。

操作

稍向髌韧带内方斜刺0.5~1.2寸；可灸。

操作

直刺0.6~1.3寸；可灸。

# 上巨虚 ST37

上，上方；巨，巨大；虚，中空，胫骨和腓骨之间形成的较大空隙，即中空。穴在此空隙上方。

# 条口 ST38

条，长条；口，空隙。穴在腓骨和胫骨之间的长条隙之中。

# 下巨虚 ST39

下，下方；巨，巨大；虚，中空。胫骨和腓骨之间形成的较大空隙，即中空。穴在此空隙下方。

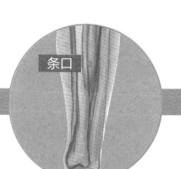

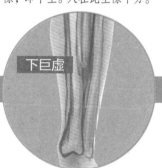

【主治】
胃肠炎、腹泻、便秘、腹胀、高血压等。

【主治】
腹泻、便秘、胁痛、打嗝、疝气等。

【主治】
小腹疼痛、胃痛、胰腺炎、下肢痿痹。

【精准定位】
在小腿外侧，犊鼻（ST35）下6寸，犊鼻与解溪（ST41）连线上。

【精准定位】
在小腿外侧，犊鼻（ST35）下8寸，犊鼻与解溪（ST41）连线上。

【精准定位】
在小腿外侧，犊鼻（ST35）下9寸，犊鼻与解溪（ST41）连线上。

【快速取穴】
先找到足三里，向下4横指，凹陷处即是。

【快速取穴】
于犊鼻与解溪连线的中点取穴。

【快速取穴】
先找到条口，向下1横指，凹陷处即是。

【局部解剖】
有胫骨前肌；有胫前动脉、静脉；布有腓肠外侧皮神经及隐神经的皮支。

【局部解剖】
有胫骨前肌；有胫前动脉、静脉；布有腓肠外侧皮神经及隐神经的皮支，深层为腓深神经。

【局部解剖】
在胫骨前肌与趾长伸肌之间，深层为踇长伸肌；有胫前动脉、静脉；布有腓浅神经分支，深层为腓深神经。

操作
直刺0.5~1.2寸；可灸。

操作
直刺0.5~1.2寸；可灸。

操作
直刺0.5~1.2寸；可灸。

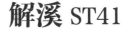

# 丰隆 ST40

丰，丰满；隆，隆盛。胃经谷气隆盛，至此处丰满溢出于大络。

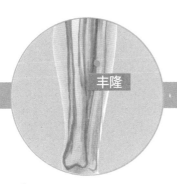

丰隆

## 【主治】
呕吐、便秘、水肿、头痛、眩晕、痰多、癫狂、下肢痿痹等。

## 【精准定位】
在小腿外侧，外踝尖上8寸，胫骨前肌的外缘。

## 【快速取穴】
先找到条口，向外1横指，按压有沉重感处即是。

## 【局部解剖】
有趾长伸肌和腓骨短肌；有胫前动脉分支；布有腓浅神经。

### 操作
直刺0.5~1.2寸；可灸。

# 解溪 ST41

解，分解；溪，沟溪，指体表较小凹陷。穴在踝关节前骨节分解凹陷中。

解溪

## 【主治】
面部浮肿、腹胀、下肢肿痛、头痛、眩晕、癫狂等。

## 【精准定位】
在踝区，踝关节前面中央凹陷中，踇长伸肌腱与趾长伸肌腱之间。

## 【快速取穴】
足背与小腿交界处的横纹中央凹陷处，足背两条肌腱之间即是。

## 【局部解剖】
在踇长伸肌腱与趾长伸肌腱之间；有胫前动脉、静脉；浅部为腓浅神经，深部为腓深神经。

### 操作
直刺0.3~0.6寸；可灸。

# 冲阳 ST42

冲，冲要；阳，阴阳之阳。穴在冲阳脉（足背动脉）所在之处。

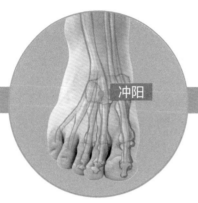

## 【主治】
腹胀、口眼歪斜、牙痛等。

## 【精准定位】
在足背，第2跖骨基底部与中间楔状骨关节处，可触及足背动脉。

## 【快速取穴】
足背最高处，两条肌腱之间，按之有动脉搏动感处即是。

## 【局部解剖】
在趾长伸肌腱外侧；有足背动脉、静脉及足背静脉网；布有来自腓浅神经的足背内侧皮神经，深层为腓深神经。

 操作

避开动脉，直刺0.2~0.3寸；可灸。

# 陷谷 ST43

陷，凹陷；谷，山谷，指体表凹陷。穴在第2、3跖骨间隙凹陷中。

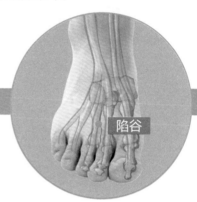

## 【主治】
慢性胃炎、面部浮肿、腹痛、足背肿痛等。

## 【精准定位】
在足背，第2、3跖骨间，第2跖趾关节近端凹陷中。

## 【快速取穴】
足背第2、3跖骨结合部前方凹陷处，按压有酸胀感处即是。

## 【局部解剖】
有第2趾骨间肌；有足背静脉网；布有足背内侧皮神经。

 操作

直刺0.5~0.8寸；可灸。

# 内庭 ST44

内，里边；庭，庭院。本穴在厉兑之里，犹如门内的庭院。

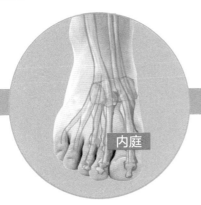

内庭

## 【主治】
腹痛、腹泻、牙痛、头面痛、咽喉肿痛等。

## 【精准定位】
在足背，第2、3趾间，趾蹼缘后方赤白肉际处。

## 【快速取穴】
足背第2、3趾之间，皮肤颜色深浅交界处即是。

## 【局部解剖】
有足背静脉网；有足背内侧皮神经第2支分出的趾背神经分支。

 操作

直刺或斜刺0.3~0.5寸；可灸。

# 厉兑 ST45

厉，指胃；兑，代表门。本穴在趾端，犹如胃经之门户。

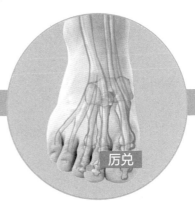

厉兑

## 【主治】
晕厥、呕吐、胃痛、水肿、牙痛、足背肿痛等。

## 【精准定位】
在足趾，第2趾末节外侧，趾甲根角侧后方0.1寸（指寸）。

## 【快速取穴】
足背第2趾趾甲外侧缘与趾甲下缘各作一切线，交点处即是。

## 【局部解剖】
有趾背动脉形成的动脉网及腓浅神经的趾背神经。

 操作

直刺0.1~0.2寸，或点刺出血；可灸。

# 足太阴脾经经穴

足太阴脾经在足大趾与足阳明胃经相衔接，联系的脏腑器官有咽、舌，属脾，络胃，注心中，在胸部与手少阴心经相接。脾主统血，是值得所有人用一生关注的统血大经；对于女性来说，更是健康的守护神。

## 脾经小百科

###  命名由来

足太阴脾经为行走于下肢内侧面及侧胸腹部，内属于脾，阴气盛的经脉。

###  腧穴小结

本条经穴一侧穴位21个，左右共42个。首穴为隐白，末穴为大包。

### ➕ 主治病候

头面五官病：头痛、目翳、咽喉肿痛等。
热病、神志病：昏迷、发热、疟疾等。
其他病症：项背强痛、腰背痛、手指及肘臂挛痛等。

## 脾经异常易出现疾病

### 经络症

大脚趾内侧、脚内缘、小腿、膝盖或者大腿内侧、腹股沟等经络循行路线上出现发冷、酸、胀、麻、疼痛等不适感。

### 脏腑症

全身乏力或者全身疼痛、胃痛、腹胀、大便溏稀、心胸烦闷、心窝下急痛。

### 亢进热证时症状

胁下胀痛、呕吐、足膝关节疼痛、大趾活动困难、失眠。

### 衰弱寒证时症状

消化不良、胃胀气、上腹部疼痛、呕吐、肢倦乏力、麻木、腿部静脉曲张、皮肤易受损伤。

## 脾经循行路线

足太阴脾经起始于足大趾末端（隐白），沿下肢内侧向上入腹，后从胃部旁出支脉，通过膈肌，流注心中，接手少阴心经。

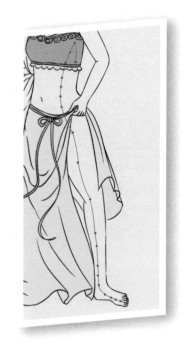

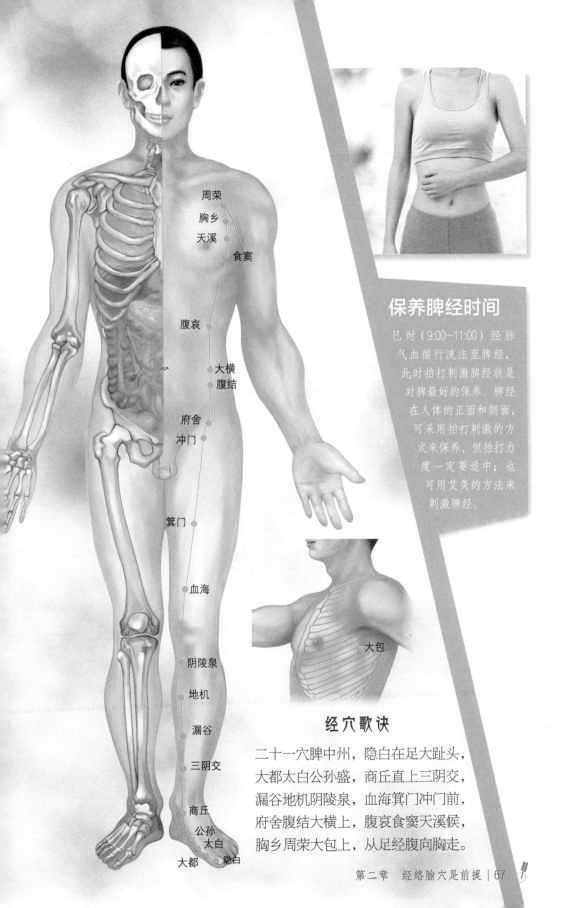

周荣
胸乡
天溪
食窦
腹哀
大横
腹结
府舍
冲门
箕门
血海
阴陵泉
地机
漏谷
三阴交
商丘
公孙
太白
大都
隐白
大包

## 保养脾经时间

巳时（9:00~11:00）经脉气血循行流注至脾经，此时拍打刺激脾经就是对脾最好的保养。脾经在人体的正面和侧面，可采用拍打刺激的方式来保养，但拍打力度一定要适中；也可用艾灸的方法来刺激脾经。

## 经穴歌诀

二十一穴脾中州，隐白在足大趾头，
大都太白公孙盛，商丘直上三阴交，
漏谷地机阴陵泉，血海箕门冲门前，
府舍腹结大横上，腹哀食窦天溪候，
胸乡周荣大包上，从足经腹向胸走。

# 隐白 SP1

隐，隐蔽；白，白色。穴在隐蔽之处，其处色白。

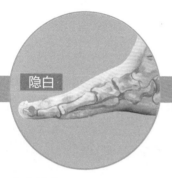

## 【主治】
月经过多、崩漏、腹胀、便血、中风、昏迷等。

## 【精准定位】
在足趾，大趾末节内侧，趾甲根角侧后方 0.1 寸（指寸）。

## 【快速取穴】
足大趾趾甲内侧缘与下缘各作一切线，交点处即是。

## 【局部解剖】
有趾背动脉；布有腓浅神经的趾背神经，深层为胫神经的足底内侧神经。

 操作

直刺 0.1 寸或点刺出血；可灸。

# 大都 SP2

大，大小之大；都，都会。穴在大趾，为经气聚散之处。

## 【主治】
腹胀、腹痛、呕吐、便秘、胃痛、小儿惊风等。

## 【精准定位】
在足趾，第 1 跖趾关节前下方赤白肉际凹陷中。

## 【快速取穴】
足大趾与足掌所构成的关节，前下方掌背交界线凹陷处即是。

## 【局部解剖】
在踇展肌止点；有足底内侧动脉、静脉的分支；布有足底内侧神经的趾底固有神经。

 操作

直刺 0.2~0.5 寸；可灸。

# 太白 SP3

太，甚大；白，白色。穴在大趾白肉上，此处之白肉更为开阔。

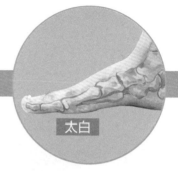

## 【主治】
脾胃虚弱、胃痛、腹胀、腹痛、腰痛、肠鸣等。

## 【精准定位】
在跖区，第 1 跖趾关节后下方赤白肉际凹陷中。

## 【快速取穴】
足大趾与足掌所构成的关节，后下方掌背交界线凹陷处即是。

## 【局部解剖】
在踇展肌中；有足背静脉网，足底内侧动脉及跗内侧动脉分布；布有隐神经及腓浅神经吻合支。

 操作

直刺 0.5~0.8 寸；可灸。

# 公孙 SP4

公，有通的意思；孙，孙络，在此特指络脉，脾经之络脉是从此通向胃经的。

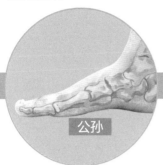

## 【主治】
呕吐、腹痛、胃痛、失眠、小儿腹泻、小儿厌食等。

## 【精准定位】
在跖区，第1跖骨底的前下缘赤白肉际处。

## 【快速取穴】
足大趾与足掌所构成的关节内侧，弓形骨后端下缘凹陷处即是。

## 【局部解剖】
在外展踇肌中；有跗内侧动脉及足背静脉网；在隐神经及腓浅神经分支吻合处。

 操作

直刺0.5~0.8寸；可灸。

# 商丘 SP5

商，五音之一，属金；丘，丘陵。此为足太阴脾经经穴，属金，在丘陵样内踝的下方。

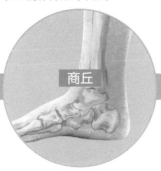

## 【主治】
腹胀、肠鸣、痔疮、两足无力、足踝痛等。

## 【精准定位】
在踝区，内踝前下方，舟骨粗隆与内踝尖连线中点的凹陷中。

## 【快速取穴】
内踝尖前下方凹陷处即是。

## 【局部解剖】
有跗内侧动脉，大隐静脉；布有隐神经及腓浅神经分支。

操作

直刺0.3~0.5寸；可灸。

# 三阴交 SP6

三阴，指足之三阴经而言；交，指交会与交接。为足太阴、足少阴、足厥阴三条阴经气血物质之交会处。

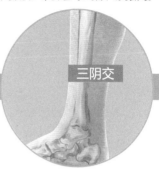

## 【主治】
脾胃虚弱、腹泻、胃痛、痛经、月经不调、月经过多、小便不利等。

## 【精准定位】
在小腿内侧，内踝尖上3寸，胫骨内侧缘后际。

## 【快速取穴】
正坐或仰卧，胫骨内侧面后缘，内踝尖向上4横指处即是。

## 【局部解剖】
在胫骨后缘和比目鱼肌之间；有大隐静脉，深层有胫后动脉、静脉；布有小腿内侧皮神经，深层后方有胫神经。

 操作

直刺0.5~1.0寸；可灸。

# 漏谷 SP7

漏，凹陷；谷，山谷。穴居胫骨后内侧缘山谷样凹陷中。

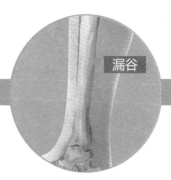

## 【主治】
腹胀、腹痛、水肿、小便不利、足踝肿痛等。

## 【精准定位】
在小腿内侧，内踝尖上6寸，胫骨内侧缘后际。

## 【快速取穴】
正坐或仰卧，三阴交直上4横指，胫骨内侧面后缘处即是。

## 【局部解剖】
在胫骨后缘与比目鱼肌之间，深层有趾长屈肌；有大隐静脉，深层有胫后动脉、静脉；布有小腿内侧皮神经，深层后方有胫神经。

直刺0.5~1.2寸；可灸。

# 地机 SP8

地，土地，指下肢；机，机要。穴在下肢，肌肉最为丰富，是小腿运动的机要部位。

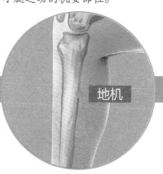

## 【主治】
腹胀、腹痛、月经不调、遗精、糖尿病等。

## 【精准定位】
在小腿内侧，阴陵泉（SP9）下3寸，胫骨内侧缘后际。

## 【快速取穴】
先找到阴陵泉，直下4横指处即是。

## 【局部解剖】
在胫骨后缘与比目鱼肌之间；前方有大隐静脉及膝最上动脉，深层有胫后动脉、静脉；布有小腿内侧皮神经，深层后方有胫神经。

直刺0.5~1.2寸；可灸。

# 阴陵泉 SP9

阴，阴阳之阴；陵，山陵；泉，泉水。内为阴，穴在胫骨内上髁下缘凹陷中，如山陵下之水泉。

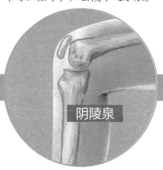

## 【主治】
腹痛、膝痛、水肿、遗尿、中风、失眠等。

## 【精准定位】
在小腿内侧，胫骨内侧髁下缘与胫骨内侧缘之间的凹陷中。

## 【快速取穴】
食指沿小腿内侧骨内缘向上推，抵膝关节下，胫骨向内上弯曲，凹陷处即是。

## 【局部解剖】
在胫骨后缘与腓肠肌之间，比目鱼肌起点上方；前方有大隐静脉，膝最上动脉，最深层有胫后动脉、静脉；布有小腿内侧皮神经本干，深层有胫神经。

直刺0.5~1.2寸；可灸。

# 血海 SP10

血，气血的血；海，海洋。本穴善治各种"血"症，犹如聚溢血重归于海。

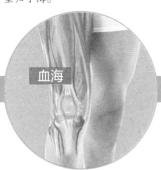

【主治】
月经不调、痛经、湿疹、膝关节痛等。

【精准定位】
在股前区，髌底内侧端上2寸，股内侧肌隆起处。

【快速取穴】
屈膝90°，手掌伏于膝盖骨上，拇指与四指成45°，拇指指尖处。

【局部解剖】
在股内侧肌隆起处；有股动脉、静脉肌支；布有股前皮神经及股神经肌支。

操作

直刺0.5~1.2寸；可灸。

# 箕门 SP11

箕，簸箕；门，门户。两腿张开席地而坐，形如箕。穴在大腿内侧，左右对称，似箕之门户。

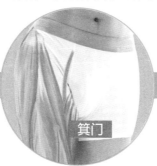

【主治】
两股生疮、阴囊湿痒、小便不利、遗尿等。

【精准定位】
在股前区，髌底内侧端与冲门（SP12）的连线上1/3与下2/3的交点处。

【快速取穴】
坐位绷腿，大腿内侧有一鱼状肌肉隆起，鱼尾凹陷处即是。

【局部解剖】
在缝匠肌内侧缘，深层有内收大肌；有大隐静脉，深层之外方有股动脉、静脉；布有股前皮神经，深部有隐神经。

操作

直刺0.5~1.3寸；可灸。

# 冲门 SP12

冲，冲要；门，门户。穴在气街部，为经气通过的重要门户。

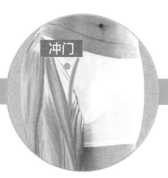

【主治】
腹痛、腹胀、小便不利、妊娠浮肿、崩漏等。

【精准定位】
腹股沟区，腹股沟斜纹中，髂外动脉搏动处的外侧。

【快速取穴】
腹股沟外侧可摸到动脉搏动，搏动外侧按压有酸胀感处即是。

【局部解剖】
在腹股沟韧带中点外侧的上方，腹外斜肌腱膜及腹内斜肌下部；内侧为股动脉、静脉；当股神经经过处。

操作

直刺0.5~0.7寸；可灸。

# 府舍 SP13

府，指脏腑；舍，宅舍。穴位深处是腹腔，为脏腑的宅舍。

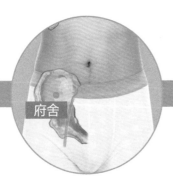

【主治】
腹痛、腹中肿块、霍乱吐泻、疝气等。

【精准定位】
在下腹部，脐中下4.3寸，前正中线旁开4寸。

【快速取穴】
从肚脐沿前正中线向下4.3寸，再水平旁开5横指处即是。

【局部解剖】
在腹股沟韧带上方外侧，腹外斜肌腱膜及腹内斜肌下部，深层为腹横肌下部（右为盲肠下部，左当乙状结肠下部）；有腹壁浅动脉，肋间动脉、静脉；布有髂腹股沟神经。

 操作

直刺0.5~1.0寸；可灸。

# 腹结 SP14

腹，腹部；结，结聚。本穴善治腹部结聚不通之症。

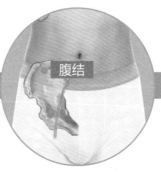

【主治】
腹泻、便秘、胁痛、打嗝、疝气等。

【精准定位】
在下腹部，脐中下1.3寸，前正中线旁开4寸。

【快速取穴】
在肚脐中央下1.3寸，再水平旁开5横指处即是。

【局部解剖】
有腹内斜肌、外斜肌及腹横肌；布有第11肋间动脉、静脉和肋间神经。

 操作

直刺0.5~1.2寸；可灸。

# 大横 SP15

大，大小之大；横，横竖之横。穴位在内应横行于大肠。

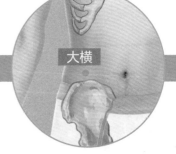

【主治】
腹胀、腹痛、痢疾、腹泻、便秘、高脂血症等。

【精准定位】
在腹部，脐中旁开4寸。

【快速取穴】
由乳头向下作与前正中线的平行线，再由脐中央作一水平线，交点处即是。

【局部解剖】
有腹内斜肌、外斜肌及腹横肌；布有第10肋间动脉、静脉和肋间神经。

 操作

直刺0.5~1.2寸；可灸。

# 腹哀 SP16

腹，腹部；哀，伤痛。本穴善治腹部各种伤痛。

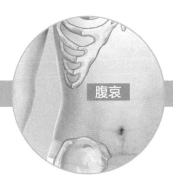

## 【主治】

肝胆疾病、腹痛、消化不良、便秘、痢疾等。

## 【精准定位】

在上腹部,脐中上3寸,前正中线旁开4寸。

## 【快速取穴】

仰卧,先找到大横,再沿乳中线向上4横指即是。

## 【局部解剖】

有腹内斜肌、外斜肌及腹横肌；布有第8肋间动脉、静脉和肋间神经。

 操作

直刺0.5~1.0寸；可灸。

# 食窦 SP17

食，食物；窦，孔窦。穴在乳头外下方，深部有储藏乳汁的孔窦。本穴能促进食物营养的吸收，为补益之孔穴。

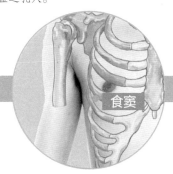

## 【主治】

食积、反胃、胸膜炎、胸胁胀痛等。

## 【精准定位】

在胸部,第5肋间隙,前正中线旁开6寸。

## 【快速取穴】

仰卧,乳头旁开3横指,再向下1个肋间隙处即是。

## 【局部解剖】

在第5肋间隙前锯肌中,深层有第5肋间内肌、外肌；有胸腹壁静脉；布有第5肋间神经外侧皮支。

 操作

斜刺0.5~0.8寸；可灸。

# 天溪 SP18

天，天空，指上天而言；溪，沟溪。穴当肋间如沟溪处。

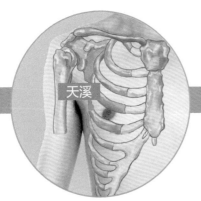

【主治】

胸部疼痛、咳嗽、胸胁胀痛、乳房肿痛等。

【精准定位】

在胸部，第4肋间隙，前正中线旁开6寸。

【快速取穴】

仰卧，乳头旁开3横指处，乳头所在肋间隙即是。

【局部解剖】

在胸大肌外下缘，下层为前锯肌，再深层为肋间内肌、外肌；有胸外侧动脉、静脉分支，胸腹壁动脉、静脉，第4肋间动脉、静脉；布有第4肋间神经。

 操作

斜刺0.5~0.7寸；可灸。

# 胸乡 SP19

胸，胸部；乡，指部位。穴在胸部，能治胸部疾病。

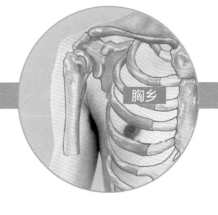

【主治】

胸部疼痛、咳嗽、胸胁胀痛、肋间神经痛等。

【精准定位】

在胸部，第3肋间隙，前正中线旁开6寸。

【快速取穴】

仰卧，乳头旁开3横指，再向上1个肋间隙处即是。

【局部解剖】

在胸大肌、胸小肌外缘，有前锯肌，下层为肋间内肌、外肌；有胸外侧动脉、静脉及第3肋间动脉、静脉；布有第3肋间神经。

 操作

斜刺0.3~0.5寸；可灸。

# 周荣 SP20

周，周身；荣，荣养。本穴可调和营气，荣养周身。

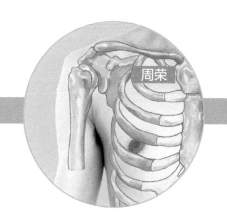

周荣

# 大包 SP21

大，大小之大；包，包容。穴属脾之大络，脾土居中，与各脏腑有着广泛的联系。

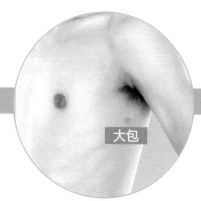

大包

【主治】
胸胁胀满、胁肋痛、咳嗽、食欲不振等。

【主治】
肺炎、胸膜炎、哮喘、气喘、全身胀痛等。

【精准定位】
在胸部，第2肋间隙，前正中线旁开6寸。

【精准定位】
在胸外侧区，第6肋间隙，腋中线上。

【快速取穴】
仰卧，乳头旁开3横指，再向上2个肋间隙处即是。

【快速取穴】
正坐侧身或仰卧，沿腋中线自上而下摸到第6肋间隙处即是。

【局部解剖】
在胸大肌中，下层为胸小肌，肋间内肌、外肌；有胸外侧动脉、静脉，第2肋间动脉、静脉；布有胸前神经肌支及第2肋间神经。

【局部解剖】
有前锯肌；有胸背动脉、静脉及第6肋间动脉、静脉；布有第6肋间神经，当胸长神经直系的末端。

 操作

斜刺0.3~0.5寸；可灸。

 操作

斜刺0.3~0.5寸；可灸。

# 手少阴心经经穴

手少阴心经在心中与足太阴脾经的支脉衔接，联系的脏腑器官有心系、咽、目系，属心，络小肠，在手小指与手太阳小肠经相接。心经，顾名思义属于心。心经如果出现问题，人就会感到心烦意乱、胸痛等，故称心为"君主之官"。刺激心经对于心脏疾病有很好的调理作用。

## 心经小百科

###  命名由来

手少阴心经为行走于上肢，内属于心，阴气较少的经脉。

###  腧穴小结

本条经穴一侧穴位9个，左右共18个。首穴为极泉，末穴为少冲。

### ✚ 主治病候

头面五官病：头痛、目翳、咽喉肿痛等。
热病、神志病：昏迷、发热、疟疾等。
经脉循行部位的其他病症：项背强痛、腰背痛、手指及肘臂挛痛等。

## 心经异常容易出现疾病

### 经络症

失眠、多梦、易醒、难入睡、健忘、痴呆，心经所过的手臂疼痛、麻木、厥冷，血压不稳。

### 脏腑症

心烦、心悸、胸闷、心痛。

### 亢进热证时症状

心悸、口干；处在压力状态下，伴有压迫感、忧郁、内侧肩麻木、小指痛。

### 衰弱寒证时症状

胸口沉闷、呼吸困难、面色苍白、肩与前臂疼痛、四肢沉重、晕眩。

## 心经循行路线

手少阴心经起于极泉，止于少冲。从心中开始，出来属于心脏的系带（心系），向下通过膈肌，联络小肠。

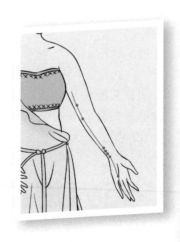

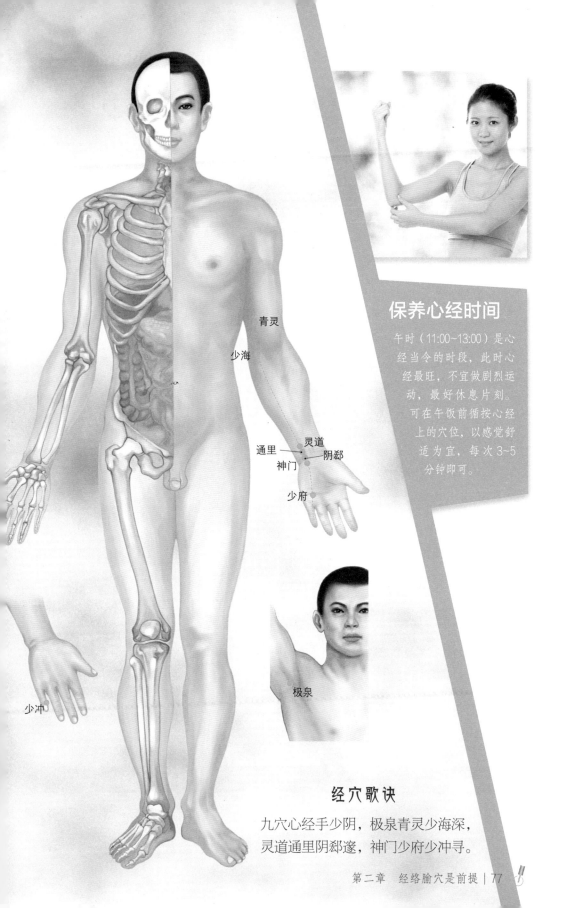

青灵

少海

灵道

通里　阴郄

神门

少府

极泉

少冲

## 保养心经时间

午时（11:00～13:00）是心经当令的时段，此时心经最旺，不宜做剧烈运动，最好休息片刻。可在午饭前循按心经上的穴位，以感觉舒适为宜，每次3～5分钟即可。

## 经穴歌诀

九穴心经手少阴，极泉青灵少海深，
灵道通里阴郄邃，神门少府少冲寻。

# 极泉 HT1

极，高大之意；泉，水泉。穴在腋窝高处，局部凹陷如泉。

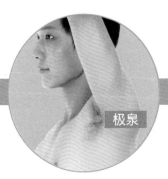

## 【主治】
冠心病、心痛、四肢不举、乳汁分泌不足等。

## 【精准定位】
在腋区，腋窝中央，腋动脉搏动处。

## 【快速取穴】
上臂外展，腋窝顶点可触摸到动脉搏动，按压有酸胀感处即是。

## 【局部解剖】
在胸大肌的外下缘，深层为喙肱肌；有腋动脉、静脉；布有尺神经，正中神经，前臂内侧皮神经及臂内侧皮神经。

 操作

避开动脉，直刺 0.2~0.3 寸；可灸。

# 青灵 HT2

青，生发之象；灵，神灵。心为"君主之官"，通灵，具有脉气生发之象。

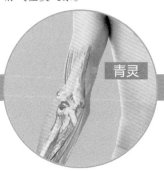

## 【主治】
头痛、肩臂红肿、腋下肿痛、全身冷颤等。

## 【精准定位】
在臂前区，肘横纹上3寸，肱二头肌的内侧沟中。

## 【快速取穴】
伸臂，确定少海穴与极泉穴位置，从少海穴沿二者连线向上4横指处即是。

## 【局部解剖】
在肱二头肌内侧沟中，有肱三头肌；有肱动脉，贵要静脉，尺侧上副动脉；布有前臂内侧皮神经，尺神经。

 操作

直刺 0.3~0.5 寸；可灸。

# 少海 HT3

少，幼小；海，海洋。少，指手少阴经。此为心经合穴，脉气至此，犹如水流入海。

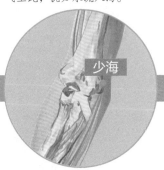

## 【主治】
心痛、牙痛、肘臂挛痛、眼充血、鼻充血等。

## 【精准定位】
在肘前区，横平肘横纹，肱骨内上髁前缘。

## 【快速取穴】
屈肘90°，肘横纹内侧端凹陷处即是。

## 【局部解剖】
有旋前圆肌，肱肌；有贵要静脉，尺侧下副动脉、静脉，尺侧返动脉、静脉；布有前臂内侧皮神经，外前方有正中神经。

 操作

直刺 0.5~0.8 寸；可灸。

# 灵道 HT4

灵，神灵；道，通道。心主神灵，穴在尺侧腕屈肌腱桡侧端，犹如通向神灵之道。

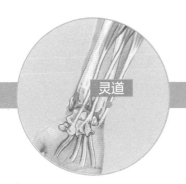

【主治】
心脏疾病、胃痛、目赤肿痛、癫痫等。

【精准定位】
在前臂前区，腕掌侧远端横纹上 1.5 寸，尺侧腕屈肌腱的桡侧缘。

【快速取穴】
先找到神门，再向上 2 横指处即是。

【局部解剖】
在尺侧腕屈肌腱与指浅屈肌之间，深部为指深屈肌；有尺动脉通过；布有前臂内侧皮神经和尺神经。

 操作

直刺 0.3~0.5 寸；可灸。

# 通里 HT5

通，通往；里，内里。心经络脉由本穴别出，与小肠经互为表里而相通。

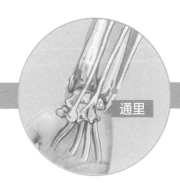

【主治】
肘臂肿痛、头痛、头昏、心悸、扁桃体炎等。

【精准定位】
在前臂前区，腕掌侧远端横纹上 1 寸，尺侧腕屈肌腱的桡侧缘。

【快速取穴】
用力握拳，神门向上，从腕掌侧远端横纹向上 1 横指处即是。

【局部解剖】
在尺侧腕屈肌腱与指浅屈肌之间，深层为指深屈肌；有尺动脉通过；布有前臂内侧皮神经和尺神经。

 操作

直刺 0.2~0.5 寸；可灸。

# 阴郄 HT6

阴，阴阳之阴；郄，孔隙。此为手少阴经之郄穴。

# 神门 HT7

神，心神；门，门户。心藏神，此为心经之门户。

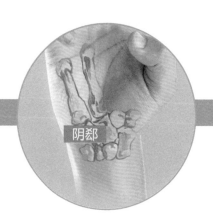

阴郄

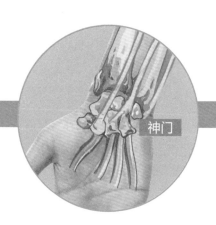

神门

【主治】

胃痛、吐血、心痛、盗汗、失语等。

【主治】

心烦、失眠、痴呆、头痛、心悸、目眩、手臂疼痛、冠心病等。

【精准定位】

在前臂前区，腕掌侧远端横纹上0.5寸，尺侧腕屈肌腱的桡侧缘。

【精准定位】

在腕前区，腕掌侧远端横纹尺侧端，尺侧腕屈肌腱的桡侧缘。

【快速取穴】

用力握拳，神门向上，从腕横纹向上半横指处。

【快速取穴】

伸臂仰掌，腕掌侧横纹尺侧，肌腱的桡侧缘。

【局部解剖】

在尺侧腕屈肌腱与指浅屈肌之间，深部为指深屈肌；有尺动脉通过；布有前臂内侧皮神经，尺侧为尺神经。

【局部解剖】

在尺侧腕屈肌腱与指浅屈肌之间，深部为指深屈肌；有尺动脉通过；布有前臂内侧皮神经，尺侧为尺神经。

 操作

直刺0.2~0.5寸；可灸。

 操作

直刺0.2~0.4寸；可灸。

# 少府 HT8

少，幼小；府，处所。穴属手少阴心经，为脉气所留之处。

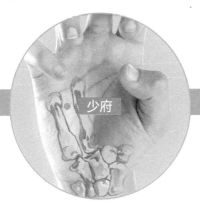

少府

## 【主治】
心悸、胸痛、手小指拘挛、臂神经痛等。

## 【精准定位】
在手掌，横平第 5 掌指关节近端，第 4、5 掌骨之间。

## 【快速取穴】
半握拳，小指切压掌心第 1 横纹上，小指指尖所指处即是。

## 【局部解剖】
在第 4、5 掌骨间，有第 4 蚓状肌，指浅、深屈肌腱，深部为骨间肌；有指掌侧总动脉、静脉；在第 4 指掌侧总神经（尺神经分支）分布处。

 操作

直刺 0.3~0.8 寸；可灸。

# 少冲 HT9

少，幼小；冲，冲动。本穴是手少阴心经井穴，脉气由此涌出并沿经脉上行。

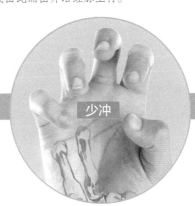

少冲

## 【主治】
癫狂、热病、中风昏迷、目黄、胸痛等。

## 【精准定位】
在手指，小指末节桡侧，指甲根角侧上方 0.1 寸（指寸）。

## 【快速取穴】
伸小指，沿指甲底部与指甲桡侧引线交点处即是。

## 【局部解剖】
有掌指固有动脉、静脉所形成的动脉、静脉网及指掌侧固有神经（尺神经）分布。

 操作

斜刺 0.1~0.3 寸，或点刺出血；可灸。

# 手太阳小肠经经穴

手太阳小肠经在手小指与手少阴心经相衔接，联系的脏腑器官有咽、横膈、胃、心、小肠、耳、鼻、目内外眦，在目内眦与足太阳膀胱经相接。心与小肠相表里，心脏有问题，小肠经先有征兆。因此，可以说手太阳小肠经是反映心脏功能的"镜子"。

## 小肠经小百科

###  命名由来

手太阳小肠经为行走于上肢，内属于小肠，阳气较盛的经脉。

###  腧穴小结

本条经穴一侧穴位19个，左右共38个。上肢一侧8个，左右共16个；肩部、颈部和面部一侧11个，左右共22个。首穴为少泽，末穴为听宫。

### ✚ 主治病候

头面五官病：头痛、目翳、咽喉肿痛等。热病、神志病：昏迷、发热、疟疾等。

## 小肠经异常易出现疾病

### 经络症

耳聋、目黄、口疮、咽痛、下颌和颈部肿痛以及经脉所过部位的手肩疼痛。

### 脏腑症

绕脐痛、心烦心闷、腰脊痛引、睾丸疝气、小便赤涩、尿闭、血尿、自汗不止。

### 亢进热证时症状

颈、后脑、太阳穴至耳疼痛，肚脐与下腹部疼痛，便秘，后肩胛至臂外后廉疼痛。

### 衰弱寒证时症状

颌、颈水肿，耳鸣，听力减退，呕吐，腹泻，手足冷痛，身体虚弱。

## 小肠经循行路线

手太阳小肠经起于小指外侧端（少泽），沿着手背外侧至腕部，出于尺骨茎突部，直上沿着前臂外侧后缘，经尺骨鹰嘴与肱骨内上髁之间，沿上臂外侧后缘，出于肩关节，绕行肩胛部，交会于大椎；向下进入缺盆部，联络心脏，沿着食管，通过横膈，到达胃部，属于小肠。分支从面颊部分出，上行眼眶下，至目内眦。

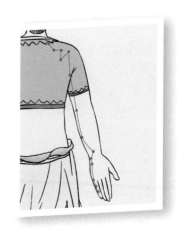

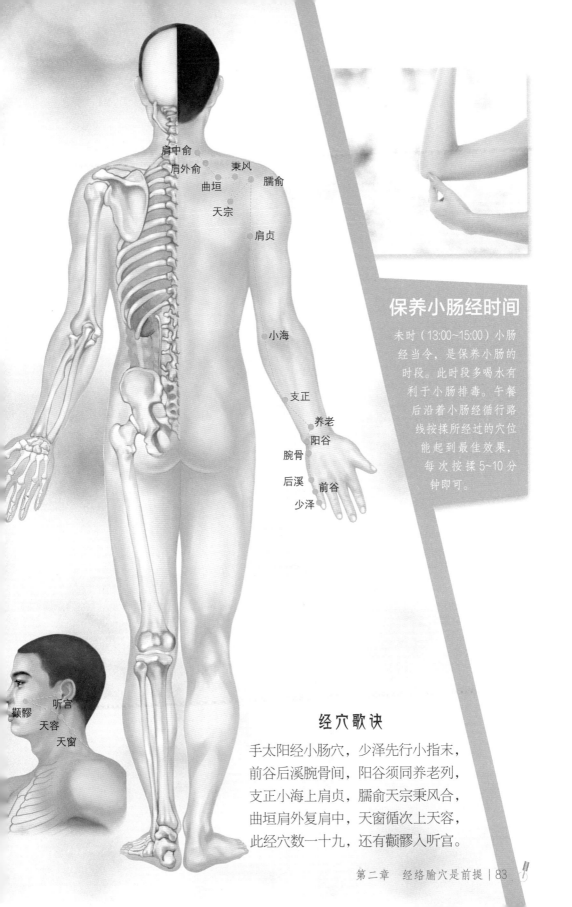

肩中俞
肩外俞
秉风
曲垣
臑俞
天宗
肩贞

小海

支正

养老
阳谷
腕骨
后溪
前谷
少泽

颧髎
听宫
天容
天窗

## 保养小肠经时间

未时（13:00~15:00）小肠经当令，是保养小肠的时段。此时段多喝水有利于小肠排毒。午餐后沿着小肠经循行路线按揉所经过的穴位能起到最佳效果，每次按揉5~10分钟即可。

## 经穴歌诀

手太阳经小肠穴，少泽先行小指末，
前谷后溪腕骨间，阳谷须同养老列，
支正小海上肩贞，臑俞天宗秉风合，
曲垣肩外复肩中，天窗循次上天容，
此经穴数一十九，还有颧髎入听宫。

# 少泽 SI1

少，幼小；泽，沼泽。穴在小指上，脉气初生之处，如始于小泽。

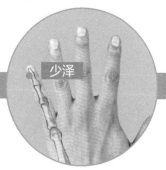

【主治】
头痛、颈项痛、中风昏迷、乳汁不足等。

【精准定位】
在手指，小指末节尺侧，指甲根角侧上方 0.1 寸（指寸）。

【快速取穴】
伸小指，沿指甲底部与指尺侧引线交点处即是。

【局部解剖】
有指掌侧动脉、静脉指背支所形成的动脉、静脉网；布有尺神经指掌侧固有神经的指背支。

操作

直刺 0.1～0.2 寸，或点刺出血；可灸。

# 前谷 SI2

前，前后之前；谷，山谷。第 5 掌指关节前凹陷如谷，穴在其处。

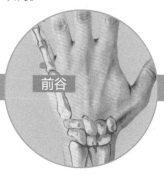

【主治】
头项急痛、口疮、手指痒麻、臂痛不得举等。

【精准定位】
在手指，第 5 掌指关节尺侧远端赤白肉际凹陷中。

【快速取穴】
握拳，小指掌指关节前有一皮肤皱襞突起，其尖端处即是。

【局部解剖】
有指背动脉、静脉；布有指背神经，指掌侧固有神经。

操作

直刺 0.2～0.4 寸；可灸。

# 后溪 SI3

后，前后之后；溪，山洼流水之沟。第 5 掌指关节后凹陷如沟，指穴位于第 5 掌骨之后方。

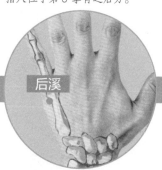

【主治】
颈肩痛、肘臂痛、汗多、落枕、急性腰扭伤等。

【精准定位】
在手内侧，第 5 掌指关节尺侧近端赤白肉际凹陷中。

【快速取穴】
握拳，小指掌指关节后有一皮肤皱襞突起，其尖端处即是。

【局部解剖】
在小指展肌起点外缘；有指侧背动脉、静脉，手背静脉网；布有掌背神经（尺神经）。

操作

直刺 0.5～0.8 寸；可灸。

# 腕骨 SI4

腕，腕部；骨，骨头。穴在腕部骨间。

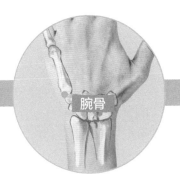

腕骨

## 【主治】
黄疸、疟疾、手腕无力、落枕、前臂痛、头痛、耳鸣等。

## 【精准定位】
在腕区，第5掌骨底与三角骨之间的赤白肉际凹陷中。

## 【快速取穴】
微握拳，掌心向下，由后溪穴向腕部推，摸到两骨结合凹陷处即是。

## 【局部解剖】
在手小指展肌起点外缘；有腕背侧动脉（尺动脉分支），手背静脉网；布有尺神经支。

 操作

直刺 0.3~0.6 寸；可灸。

# 阳谷 SI5

阳，阴阳之阳；谷，山谷。外为阳，腕外骨隙形如山谷，穴当其处。

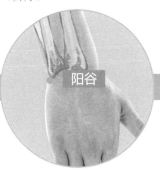

阳谷

## 【主治】
头痛，臂、腕外侧痛，耳鸣，耳聋等。

## 【精准定位】
在腕后区，尺骨茎突与三角骨之间的凹陷中。

## 【快速取穴】
位于尺骨茎突远端凹陷中。

## 【局部解剖】
在尺侧腕伸肌腱的尺侧缘；有腕背侧动脉；布有尺神经的手背支。

 操作

直刺 0.3~0.5 寸；可灸。

# 养老 SI6

养，赡养；老，老人。本穴善治目花、耳聋、腰酸和肩痛等老年人常见病症。

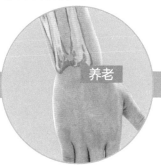

养老

## 【主治】
老年痴呆、目视不明、耳聋、急性腰痛等。

## 【精准定位】
在前臂后区，腕背横纹上1寸，尺骨头桡侧凹陷中。

## 【快速取穴】
屈腕掌心向胸，沿小指侧隆起高骨往桡侧推，触及一骨缝处即是。

## 【局部解剖】
在尺侧腕伸肌腱和小指固有伸肌腱之间；有前臂骨间背侧动脉、静脉的分支；布有前臂背侧皮神经和尺神经手背支的混合支。

 操作

斜刺 0.3~0.5 寸；可灸。

# 支正 SI7

支，支别；正，正经。小肠之络脉由此别离正经，
走向心经。

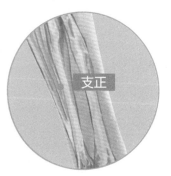

【主治】

头痛、目眩、腰背酸痛、四肢无力、糖
尿病等。

【精准定位】

在前臂后区，腕背侧远端横纹上5寸，尺
骨尺侧与尺侧腕屈肌之间。

【快速取穴】

屈肘，取阳谷与小海连线中点，向阳谷
穴侧上1横指处即是。

【局部解剖】

在尺侧腕伸肌的尺侧缘；有前臂骨间背
侧动脉、静脉的分支；布有前臂内侧皮
神经的分支，深层桡侧有前臂骨间侧
神经。

 操作

直刺0.3~0.5寸；可灸。

# 小海 SI8

小，微小，指小肠经；海，海洋。此穴为小肠经
合穴，气血至此犹如水流入海。

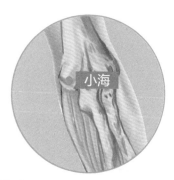

【主治】

目眩、耳聋、颊肿、颈项痛、贫血眩晕等。

【精准定位】

在肘后区，尺骨鹰嘴与肱骨内上髁之间凹
陷中。

【快速取穴】

屈肘，肘尖最高点与肘部内侧高骨最高
点间凹陷处即是。

【局部解剖】

在尺侧腕屈肌的起始部；有尺侧上副动
脉、静脉及与尺动脉、静脉的尺侧返动
脉、静脉后支吻合形成的动脉、静脉网；
布有前臂内侧皮神经，尺神经本干。

操作

直刺0.2~0.3寸；可灸。

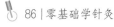

# 肩贞 SI9

肩，肩部，指穴所在之部位；贞，第一。此为小肠经入肩的第一穴。

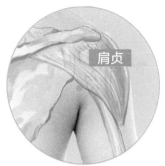

【主治】
肩周炎、肩胛痛、手臂麻痛、耳鸣等。

【精准定位】
在肩胛区，肩关节后下方，腋后纹头直上1寸。

【快速取穴】
正坐垂臂，从腋后纹头向上1横指处即是。

【局部解剖】
在三角肌后缘，下层为大圆肌；有旋前肩胛动脉、静脉；布有腋神经分支，最深部上方为桡神经。

 操作
直刺0.4~1.0寸；可灸。

# 臑俞 SI10

臑，上臂肌肉隆起处；俞，穴。穴在臑部，为经气输注之处。

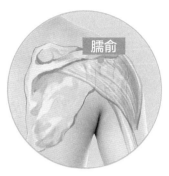

【主治】
肩臂酸痛无力、肩肿、颈淋巴结核等。

【精准定位】
在肩胛区，腋后纹头直上，肩胛冈下缘凹陷中。

【快速取穴】
手臂内收，腋后纹末端肩贞穴向上推至肩胛冈下缘处即是。

【局部解剖】
在三角肌后部，深层为冈下肌；有旋肱后动脉、静脉，深层为肩胛上动脉、静脉；布有臂外侧皮神经，腋神经，深层为肩胛上神经。

 操作
直刺0.6~1.0寸；可灸。

# 天宗 SI11

天，天空，指上部；宗，指"本"，含中心之意。意为穴在肩胛冈中点下离正中。

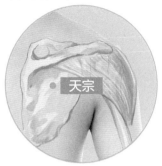

【主治】
颈椎病、肩胛疼痛、肩周炎、颊颌肿、肘酸痛、乳房胀痛等。

【精准定位】
在肩胛区，肩胛冈中点与肩胛骨下角连线上1/3与下2/3交点凹陷中。

【快速取穴】
以对侧手，由颈下过肩，手伸向肩胛骨处，中指指腹所在处。

【局部解剖】
在冈下窝中央冈下肌中；有旋肩胛动脉、静脉肌支；布有肩胛上神经。

 操作
直刺0.4~0.7寸；可灸。

# 秉风 SI12

秉，承受；风，风邪。穴在易受风邪之处。

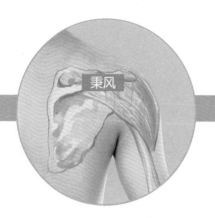

# 曲垣 SI13

曲，弯曲；垣，矮墙。肩胛冈弯曲如墙，穴当其处。

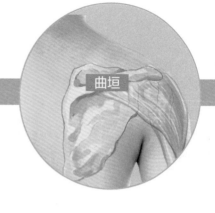

【主治】
肩胛疼痛不举、颈强不得回顾、咳嗽等。

【主治】
肩胛拘挛疼痛、上肢酸麻、咳嗽等。

【精准定位】
在肩胛区，肩胛冈中点上方冈上窝中。

【精准定位】
在肩胛区，肩胛冈内侧端上缘凹陷中。

【快速取穴】
手臂内收，天宗直上，肩胛冈上缘凹陷处即是。

【快速取穴】
后颈部最突起椎体往下数2个椎骨为第2胸椎棘突，与臑俞连线中点处即是。

【局部解剖】
表层为斜方肌，下为冈上肌；有肩胛上动脉、静脉；布有锁骨上神经和副神经，深层为肩胛上神经。

【局部解剖】
在斜方肌和冈上肌中；有颈动脉降支，深层为肩胛上动脉、静脉肌支；布有第2胸神经后支外侧皮支，副神经，深层为肩胛上神经肌支。

 操作

直刺0.3~0.5寸；可灸。

操作

直刺0.3~0.5寸；可灸。

# 肩外俞 SI14

肩，肩部；外，外侧；俞，穴。穴在肩部，约当肩胛骨内侧缘之稍外方。

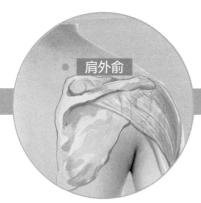

## 【主治】
肩背酸痛、颈项僵硬、上肢冷痛、偏头痛等。

## 【精准定位】
在脊柱区，第 1 胸椎棘突下，后正中线旁开 3 寸。

## 【快速取穴】
后颈部最突起椎体往下数 1 个椎骨的棘突下，旁开 4 横指处即是。

## 【局部解剖】
在肩胛骨内侧角边缘，表层为斜方肌，深层为肩胛肌和菱形肌；有颈横动脉、静脉；布有第 1 胸神经后支内侧皮支，肩胛背神经和副神经。

 操作

直刺 0.3~0.6 寸；可灸。

# 肩中俞 SI15

肩，肩部；中，中间；俞，穴。穴在肩部，约当肩胛骨内侧缘之里。

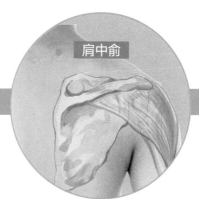

## 【主治】
咳嗽、肩背酸痛、颈项僵硬、发热恶寒等。

## 【精准定位】
在脊柱区，第 7 颈椎棘突下，后正中线旁开 2 寸。

## 【快速取穴】
低头，后颈部最突起椎体旁开 2 寸处即是。

## 【局部解剖】
表层为斜方肌，深层为肩胛提肌；有颈横动脉、静脉；布有第 1 胸神经后支内侧皮支，肩胛背神经和副神经。

 操作

斜刺 0.3~0.6 寸；可灸。

# 天窗 SI16

天，天空，指上部；窗，窗户。穴可通耳窍，如开天窗。

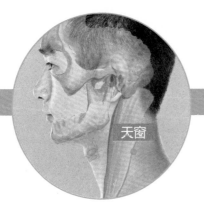

天窗

## 【主治】
头痛、耳鸣、咽喉肿痛、痔疮等。

## 【精准定位】
在颈部，横平喉结，胸锁乳突肌的后缘。

## 【快速取穴】
仰头，从耳下向喉咙中央走行的绷紧的肌肉后缘与喉结相平处即是。

## 【局部解剖】
在斜方肌前缘，胸锁乳突肌后缘；有耳后动脉、静脉分支；布有颈皮神经，正当耳大神经丛的发出部及枕小神经处。

 操作

直刺 0.3~0.5 寸；可灸。

---

# 天容 SI17

天，天空，指上部；容，容纳，包容。小肠经气血在本穴云集汇合。

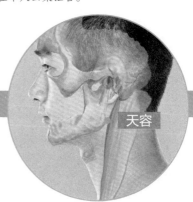

天容

## 【主治】
头痛、耳鸣、耳聋、咽喉肿痛、哮喘等。

## 【精准定位】
在颈部，下颌角后方，胸锁乳突肌的前缘凹陷中。

## 【快速取穴】
耳垂下方的下颌角后方凹陷处即是。

## 【局部解剖】
在胸锁乳突肌上部前缘，二腹肌后腹的下缘；前为颈外浅静脉，有颈内动脉、静脉；布有耳大神经的前支，面神经的颈支，副神经，深层为交感神经干的颈上神经节。

 操作

直刺 0.3~0.5 寸；可灸。

# 颧髎 SI18

颧，颧部；髎，骨隙。穴在颧部骨隙中。

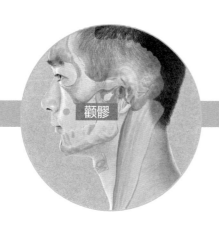

## 【主治】
面痛、口眼歪斜、三叉神经痛、牙龈肿痛等。

## 【精准定位】
在面部，颧骨下缘，目外眦直下凹陷中。

## 【快速取穴】
在面部，颧骨最高点下缘凹陷处即是。

## 【局部解剖】
在咬肌的起始部，颧肌中；有面横动脉、静脉分支；布有面神经和三叉神经第3支。

### 操作

直刺 0.3~0.5 寸；可灸。

# 听宫 SI19

听宫，指耳窍。穴在耳部，可治耳病，有通耳窍之功。

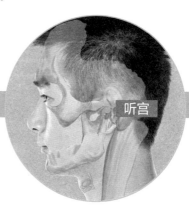

## 【主治】
耳鸣、耳聋、中耳炎、耳部疼痛、聋哑、牙痛、面瘫等。

## 【精准定位】
在面部，耳屏正中与下颌骨髁突之间的凹陷中。

## 【快速取穴】
微张口，耳屏与下颌骨髁突之间凹陷处即是。

## 【局部解剖】
有颞浅动脉、静脉的耳前支；布有面神经及耳颞神经。

### 操作

直刺 0.3~0.5 寸；可灸。

# 足太阳膀胱经经穴

足太阳膀胱经在内眼角与手太阳小肠经衔接，联系的脏腑器官有目、耳、脑，属膀胱，络肾，在足小趾与足少阴肾经相接。膀胱经从头走到足，是人体当中穴位最多的一条经络，也是通达全身的通道。不论是眼部疾病，还是腿部疾病，抑或是后背脊椎问题，都可以找膀胱经上的大穴来解决。

## 膀胱经小百科

###  命名由来

足太阳膀胱经为行走于下肢外侧面及背部、头部，内属于膀胱，阳气较多的经脉。

###  腧穴小结

本条经穴一侧穴位67个，左右共134个。首穴为睛明，末穴为至阴。

### ✚ 主治病候

脏腑病症：十二脏腑及其相关组织器官病症。
神志病：癫、狂、痫等。
头面五官病：头痛、鼻塞、鼻出血等。
其他病症：项部、背部、腰部、下肢部病症等。

## 膀胱经异常易出现疾病

### 经络症

膀胱经虚寒则容易怕风怕冷、流鼻涕、打喷嚏，经脉循行部位，如项、背、腰、小腿疼痛及运动障碍。

### 脏腑症

小便不利、遗尿、尿浊、尿血；膀胱气绝则遗尿，目反直视（翻白眼）。

### 亢进热证时症状

泌尿生殖器疾病、后背肌肉强直酸痛、脊椎部酸痛、下肢痉挛疼痛、前头与后头痛。

### 衰弱寒证时症状

尿少、生殖器肿胀、背部肌肉胀痛、四肢倦重无力、眩晕、腰背无力。

## 膀胱经循行路线

足太阳膀胱经起于内眼角的睛明，上行于颞部，交会于头顶。由头顶分出两条：一条支脉从头顶到耳上角；一条主干从头顶入内络于脑，复出项部，分开下行。背部另一支脉：从肩胛内侧分别下行，通过肩胛，经过髋关节部，沿大腿外侧后边下行，会合于委中（委中）；由此向下通过腓肠肌部，出外踝后方，沿第5跖骨粗隆到小趾的外侧，下接足少阴肾经。

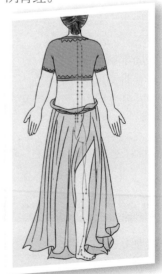

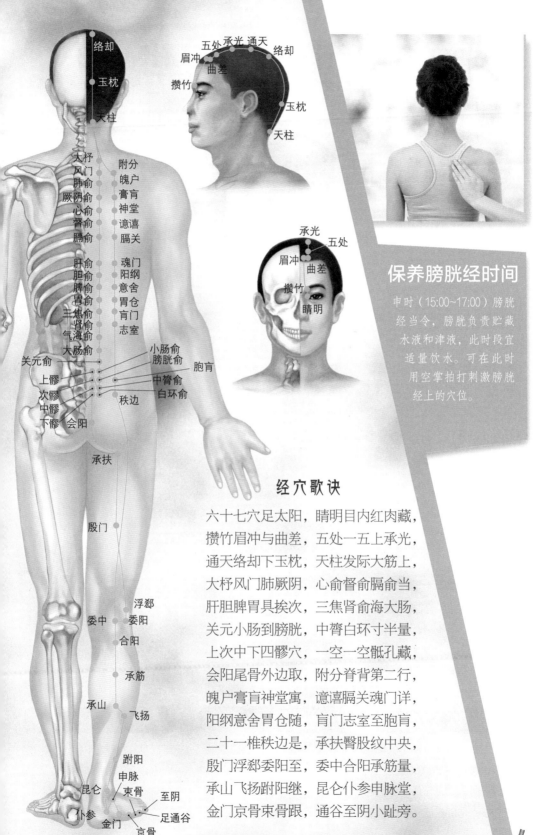

络却
玉枕
天柱

五处 承光 通天
眉冲 络却
曲差
攒竹 玉枕
天柱

大杼
风门
肺俞
厥阴俞
心俞
督俞
膈俞
附分
魄户
膏肓
神堂
譩譆
膈关

肝俞
胆俞
脾俞
胃俞
三焦俞
肾俞
气海俞
大肠俞
魂门
阳纲
意舍
胃仓
肓门
志室

关元俞
上髎
次髎
中髎
下髎 会阳
小肠俞
膀胱俞
中膂俞
白环俞
秩边
胞肓

承扶

殷门

浮郄
委中 委阳
合阳

承筋

承山
飞扬

跗阳
申脉
昆仑 束骨
仆参 至阴
金门 足通谷
京骨

承光 五处
眉冲
曲差
攒竹
睛明

## 保养膀胱经时间

申时（15:00~17:00）膀胱经当令，膀胱负责贮藏水液和津液，此时段宜适量饮水。可在此时用空掌拍打刺激膀胱经上的穴位。

## 经穴歌诀

六十七穴足太阳，睛明目内红肉藏，
攒竹眉冲与曲差，五处一五上承光，
通天络却下玉枕，天柱发际大筋上，
大杼风门肺厥阴，心俞督俞膈俞当，
肝胆脾胃具挨次，三焦肾俞海大肠，
关元小肠到膀胱，中膂白环寸半量，
上次中下四髎穴，一空一空骶孔藏，
会阳尾骨外边取，附分脊背第二行，
魄户膏肓神堂寓，譩譆膈关魂门详，
阳纲意舍胃仓随，肓门志室至胞肓，
二十一椎秩边是，承扶臀股纹中央，
殷门浮郄委阳至，委中合阳承筋量，
承山飞扬跗阳继，昆仑仆参申脉堂，
金门京骨束骨跟，通谷至阴小趾旁。

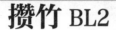

# 睛明 BL1

睛，眼睛；明，明亮。穴在眼区，有明目之功。

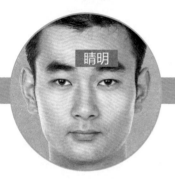

睛明

## 【主治】
目视不明、近视、夜盲、急性腰扭伤等。

## 【精准定位】
在面部，目内眦内上方眶内侧壁凹陷中。

## 【快速取穴】
正坐合眼，手指置于内侧眼角稍上方，按压有一凹陷处即是。

## 【局部解剖】
在眶内缘，睑内侧韧带中，深部为眼内直肌；有内眦动脉、静脉，滑车上下动脉、静脉，深层上方有眼动脉、静脉本干；布有滑车上神经、下神经，深层为眼神经分支，上方为鼻睫神经。

 操作

患者闭目，施术者将眼球推向外侧，将针沿眼眶边缘缓缓刺入 0.2～0.5 寸，不宜大幅度提插；禁灸。

# 攒竹 BL2

攒，簇聚；竹，竹子。穴在眉头，眉毛丛生，犹如竹子簇聚。

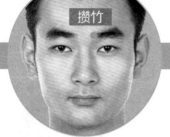

攒竹

## 【主治】
头痛、口眼歪斜、目赤肿痛、近视、夜盲症等。

## 【精准定位】
在面部，眉头凹陷中，额切迹处。

## 【快速取穴】
皱眉，眉毛内侧端有一凹陷处即是。

## 【局部解剖】
有额肌及眉皱肌；有额动脉、静脉；布有额神经内侧支。

 操作

平刺 0.2～0.5 寸；禁灸。

# 眉冲 BL3

眉，眉毛；冲，直上。穴在前发际，眉毛的直上方。

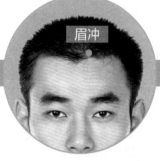

眉冲

## 【主治】
眩晕、头痛、鼻塞、目视不明、目赤肿痛等。

## 【精准定位】
在头部，额切迹直上入发际 0.5 寸。

## 【快速取穴】
手指自眉毛（攒竹）向上推，入发际半横指处按压有痛感处即是。

## 【局部解剖】
有额肌；当额动脉、静脉处；布有额神经内侧支。

 操作

平刺 0.2～0.5 寸；禁灸。

# 曲差 BL4

曲，弯曲；差，不齐。本脉自眉冲曲而向外，至本穴又曲而向后，表面参差不齐。

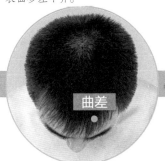

【主治】

头痛、鼻塞、鼻出血、心中烦闷、目疾等。

【精准定位】

在头部，前发际正中直上0.5寸，旁开1.5寸。

【快速取穴】

前发际正中直上半横指，再旁开正中线2横指处即是。

【局部解剖】

有额肌；当额动脉、静脉处；布有额神经外侧支。

 操作

平刺0.2~0.5寸；禁灸。

# 五处 BL5

五，第五；处，处所。此为足太阳之脉第五穴所在之处。

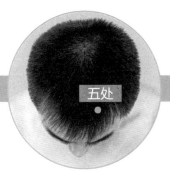

【主治】

小儿惊风、头痛、目眩、目视不明、癫痫等。

【精准定位】

在头部，前发际正中直上1寸，旁开1.5寸。

【快速取穴】

前发际正中直上1横指，再旁开2横指处即是。

【局部解剖】

有额肌；当额动脉、静脉处；布有额神经外侧支。

 操作

平刺0.2~0.5寸。

# 承光 BL6

承，承受；光，光明。穴在头顶部，容易承受光线。

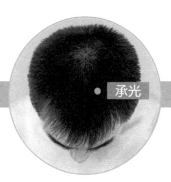

【主治】

头痛、口眼歪斜、鼻塞、目眩、目视不明等。

【精准定位】

在头部，前发际正中直上2.5寸，旁开1.5寸。

【快速取穴】

前发际正中直上3横指，再旁开2横指处即是。

【局部解剖】

在帽状腱膜中；有额动脉、静脉，颞浅动脉、静脉及枕动脉、静脉的吻合网；当额神经外侧支与枕大神经的吻合处。

 操作

平刺0.2~0.5寸；可灸。

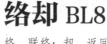

# 通天 BL7

通，通达；天，天空，指上部。穴在头部，上通巅顶。

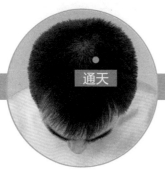

【主治】

颈项强硬、头痛、头重、鼻塞、口眼歪斜等。

【精准定位】

在头部，前发际正中直上4寸，旁开1.5寸。

【快速取穴】

承光直上2横指处即是。

【局部解剖】

在帽状腱膜中；有颞浅动脉、静脉及枕动脉、静脉的吻合网；布有枕大神经分支。

 操作

平刺0.2~0.6寸；可灸。

# 络却 BL8

络，联络；却，返回。膀胱经脉气由此入里联络于脑，然后又返回体表。

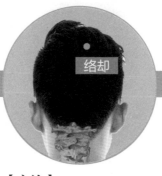

【主治】

口歪、眩晕、鼻塞、目视不明、抑郁症等。

【精准定位】

在头部，前发际正中直上5.5寸，旁开1.5寸。

【快速取穴】

承光直上4横指处即是。

【局部解剖】

在枕肌止点处；有枕动脉、静脉分支；布有枕大神经分支。

 操作

平刺0.2~0.5寸；可灸。

# 玉枕 BL9

玉，玉石；枕，枕头。古称枕骨为"玉枕骨"，穴在其上。

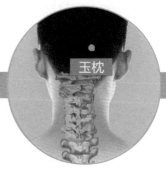

【主治】

头痛、眩晕、目痛不能远视、鼻塞等。

【精准定位】

在头部，横平枕外隆凸上缘，后发际正中旁开1.3寸。

【快速取穴】

沿后发际正中向上轻推，枕骨旁开2横指，在骨性隆起的外上缘一凹陷处。

【局部解剖】

有枕肌；有枕动脉、静脉；布有枕大神经分支。

 操作

平刺0.3~0.5寸；可灸。

# 天柱 BL10

天，天空；柱，支柱。颈椎古称"柱骨"，穴在其旁。

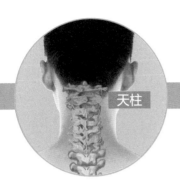

## 【主治】
头痛、颈项僵硬、肩背疼痛、落枕、哮喘等。

## 【精准定位】
在颈后区，横平第2颈椎棘突上际，斜方肌外缘凹陷中。

## 【快速取穴】
正坐，触摸颈后两条大筋，在其外侧，后发际边缘可触及一凹陷处。

## 【局部解剖】
在斜方肌起始部，深层为头半棘肌；有枕动脉、静脉干；布有枕大神经干。

直刺0.3~0.7寸；可灸。

# 大杼 BL11

大，大小之大；杼，即梭。第1胸椎较大，棘突如梭，穴在其旁。

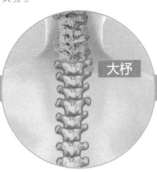

## 【主治】
咳嗽、肩背疼痛、喘息、胸胁胀满等。

## 【精准定位】
在脊柱区，第1胸椎棘突下，后正中线旁开1.5寸。

## 【快速取穴】
低头屈颈，颈背交界处椎骨高突向下推1个椎体，下缘旁开2横指处即是。

## 【局部解剖】
有斜方肌，菱形肌，上后锯肌，最深层为最长肌；有第1肋间动脉、静脉背侧支；布有第1胸神经后支内侧皮支，深层为第1胸神经后支外侧支。

斜刺0.3~0.8寸；可灸。

# 风门 BL12

风，风邪；门，门户。穴居易为风邪侵入之处，并善治风邪之症，故被认为是风邪出入之门户。

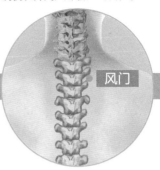

## 【主治】
伤风咳嗽、发热、头痛、哮喘、呕吐、感冒等。

## 【精准定位】
在脊柱区，第2胸椎棘突下，后正中线旁开1.5寸。

## 【快速取穴】
低头屈颈，颈背交界处椎骨高突向下推2个椎体，下缘旁开2横指处即是。

## 【局部解剖】
有斜方肌，菱形肌，上后锯肌，深层为最长肌；有第2肋间动脉、静脉背侧支的内侧支；布有第2或第3胸神经后支内侧皮支，深层为后支外侧支。

斜刺0.3~0.8寸；可灸。

# 肺俞 BL13

肺，肺脏；俞，输注。本穴是肺气转输于后背体表的部位。

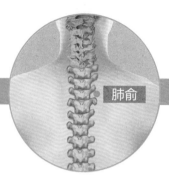

【主治】
咳嗽、哮喘、胸满喘逆、酒糟鼻、耳聋、小儿感冒等。

【精准定位】
在脊柱区，第3胸椎棘突下，后正中线旁开1.5寸。

【快速取穴】
低头屈颈，颈背交界处椎骨高突向下推3个椎体，下缘旁开2横指处。

【局部解剖】
有斜方肌，菱形肌，上后锯肌，深层为最长肌；有第3肋间动脉、静脉背侧支的内侧支；布有第2或第3胸神经后支内侧皮支，深层为后支外侧支。

 操作

斜刺0.3~0.8寸；可灸。

# 厥阴俞 BL14

厥阴，两阴交会之意，在此指心包络；俞，输注。本穴是心包络之气转输于后背体表的部位。

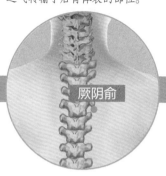

【主治】
胃痛、呕吐、心痛、心悸、胸闷等。

【精准定位】
在脊柱区，第4胸椎棘突下，后正中线旁开1.5寸。

【快速取穴】
低头屈颈，颈背交界处椎骨高突向下推4个椎体，下缘旁开2横指处。

【局部解剖】
有斜方肌，菱形肌，上后锯肌，深层为最长肌；有第4肋间动脉、静脉背侧支的内侧支；布有第4胸神经后支内侧皮支，深层为第4胸神经后支的外侧支。

 操作

斜刺0.3~0.8寸；可灸。

# 心俞 BL15

心，心脏；俞，输注。本穴是心气转输于后背体表的部位。

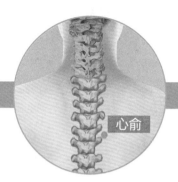

【主治】
胸背痛、心悸、失眠、健忘、呕吐等。

【精准定位】
在脊柱区，第5胸椎棘突下，后正中线旁开1.5寸。

【快速取穴】
肩胛骨下角水平连线与脊柱相交处，上推2个椎体，正中线旁开2横指处。

【局部解剖】
有斜方肌，菱形肌，上后锯肌，深层为最长肌；有第5肋间动脉、静脉背侧支的内侧支；布有第5胸神经后支内侧皮支，深层为第5胸神经后支的外侧支。

 操作

斜刺0.3~0.8寸；可灸。

# 督俞 BL16

督，督脉；俞，输注。本穴是督脉之气转输于后背体表的部位。

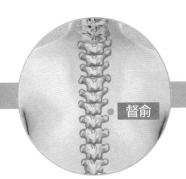

## 【主治】
发热、恶寒、心痛、腹痛、腹胀、肠鸣、冠心病、心绞痛、打嗝等。

## 【精准定位】
在脊柱区，第6胸椎棘突下，后正中线旁开1.5寸。

## 【快速取穴】
肩胛骨下角水平连线与脊柱相交椎体处，往上推1个椎体，正中线旁开2横指处。

## 【局部解剖】
有斜方肌，背阔肌肌腱，最长肌；有第6肋间动脉、静脉背侧支的内侧支，颈横动脉降支；布有肩胛背神经，第6胸神经后支内侧皮支，深层为第6胸神经后支的外侧支。

 操作

斜刺0.3~0.8寸；可灸。

# 膈俞 BL17

膈，横膈；俞，输注。本穴是膈气转输于后背体表的部位。

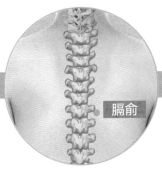

## 【主治】
咯血、便血、心痛、心悸、胸痛、胸闷、呕吐、打嗝、荨麻疹等。

## 【精准定位】
在脊柱区，第7胸椎棘突下，后正中线旁开1.5寸。

## 【快速取穴】
肩胛骨下角水平连线与脊柱相交椎体处，正中线旁开2横指处。

## 【局部解剖】
在斜方肌下缘，有背阔肌，最长肌；有第7肋间动脉、静脉背侧支的内侧支，颈横动脉降支；布有第7胸神经后支内侧皮支，深层为第6胸神经后支的外侧支。

 操作

斜刺0.3~0.8寸；可灸。

# 肝俞 BL18

肝，肝脏；俞，输注。本穴是肝气转输于后背体表的部位。

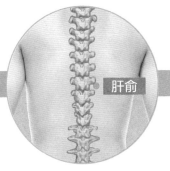

## 【主治】
黄疸、肝炎、目视不明、痛经、眩晕、腹泻等。

## 【精准定位】
在脊柱区，第9胸椎棘突下，后正中线旁开1.5寸。

## 【快速取穴】
肩胛骨下角水平连线与脊柱相交处，下推2个椎体，正中线旁开2横指处。

## 【局部解剖】
在背阔肌、最长肌和髂肋肌之间；有第9肋间动脉、静脉背侧支的内侧支；布有第9胸神经后支内侧皮支，深层为第9胸神经后支的外侧支。

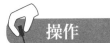 操作

斜刺0.5~0.8寸；可灸。

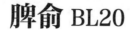

# 胆俞 BL19

胆，胆腑；俞，输注。本穴是胆腑之气转输于后背体表的部位。

# 脾俞 BL20

脾，脾脏；俞，输注。本穴是脾气转输于后背体表的部位。

# 胃俞 BL21

胃，胃腑；俞，输注。本穴是胃气转输于后背体表的部位。

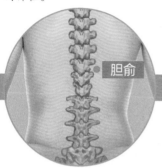 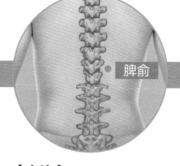 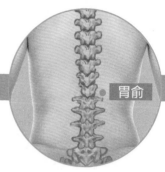

## 【主治】
胃脘部及肚腹胀满、呕吐、黄疸等。

## 【主治】
腹胀、呕吐、腹泻、胃痛、神经性皮炎、小儿咳嗽、小儿发热等。

## 【主治】
胃痛、呕吐、腹泻、痢疾、小儿疳积等。

## 【精准定位】
在脊柱区，第10胸椎棘突下，后正中线旁开1.5寸。

## 【精准定位】
在脊柱区，第11胸椎棘突下，后正中线旁开1.5寸。

## 【精准定位】
在脊柱区，第12胸椎棘突下，后正中线旁开1.5寸。

## 【快速取穴】
肩胛骨下角水平连线与脊柱相交处，下推3个椎体，正中线旁开2横指处。

## 【快速取穴】
肚脐水平线与脊柱相交椎体处，往上推3个椎体，正中线旁开2横指处。

## 【快速取穴】
肚脐水平线与脊柱相交椎体处，往上推2个椎体，正中线旁开2横指处即是。

## 【局部解剖】
在背阔肌、最长肌和髂肋肌之间；有第10肋间动脉、静脉背侧支的内侧支；布有第10胸神经后支内侧皮支，深层为第6胸神经后支的外侧支。

## 【局部解剖】
在背阔肌、竖脊肌和髂肋肌之间；有第11肋间动脉、静脉背侧支的内侧支，颈横动脉降支；布有第11胸神经后支内侧皮支，深层为第11胸神经后支的外侧支。

## 【局部解剖】
在腰背筋膜、最长肌和髂肋肌之间；有肋下动脉、静脉背侧支的内侧支；布有第12胸神经后支内侧皮支，深层为第12胸神经后支外侧支。

 操作

直刺0.5~0.8寸；可灸。

 操作

斜刺0.5~0.8寸；可灸。

 操作

直刺0.3~0.6寸；可灸。

# 三焦俞 BL22

三焦，三焦腑；俞，输注。本穴是三焦之气转输于后背体表的部位。

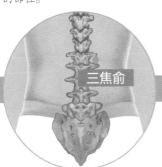

## 【主治】
水肿、小便不利、遗尿、腹水、肠鸣、腹泻等。

## 【精准定位】
在脊柱区，第1腰椎棘突下，后正中线旁开1.5寸。

## 【快速取穴】
肚脐水平线与脊柱相交椎体处，往上推1个椎体，正中线旁开2横指处即是。

## 【局部解剖】
在腰背筋膜、最长肌和髂肋肌之间；有第1腰动脉、静脉背侧支的内侧支；布有第10胸神经后支内侧皮支末端，深层为第1腰神经后支外侧支。

 操作

直刺0.6~0.8寸；可灸。

# 肾俞 BL23

肾，肾脏；俞，输注。本穴是肾气转输于后背体表的部位。

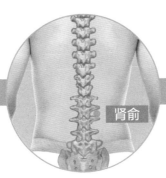

## 【主治】
遗精、阳痿、月经不调、小便不利、水肿、闭经等。

## 【精准定位】
在脊柱区，第2腰椎棘突下，后正中线旁开1.5寸。

## 【快速取穴】
肚脐水平线与脊柱相交椎体处，正中线旁开2横指处即是。

## 【局部解剖】
在腰背筋膜、最长肌和髂肋肌之间；有第2腰动脉、静脉背侧支的内侧支；布有第2腰神经后支外侧支，深层为第1腰神经的后支。

 操作

直刺0.8~1.2寸；可灸。

# 气海俞 BL24

气海，元气之海；俞，输注。本穴前应气海，是元气转输于后背体表的部位。

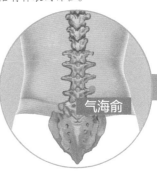

## 【主治】
痛经、痔疮、腰痛、腿膝不利等。

## 【精准定位】
在脊柱区，第3腰椎棘突下，后正中线旁开1.5寸。

## 【快速取穴】
肚脐水平线与脊柱相交椎体处，往下推1个椎体，正中线旁开2横指处。

## 【局部解剖】
在腰背筋膜、最长肌和髂肋肌之间；有第2腰动脉、静脉背侧支的内侧支；布有第3、4腰神经后支的皮支和肌支。

 操作

直刺0.8~1.2寸；可灸。

# 大肠俞 BL25

大肠，大肠腑；俞，输注。本穴是大肠之气转输于后背体表的部位。

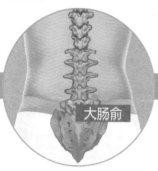

## 【主治】
腹痛、腹胀、便秘、痢疾、腰脊强痛等。

## 【精准定位】
在脊柱区，第4腰椎棘突下，后正中线旁开1.5寸。

## 【快速取穴】
两侧髂嵴高点连线与脊柱交点，旁开2横指处即是。

## 【局部解剖】
在腰背筋膜、最长肌和髂肋肌之间；有第4腰动脉、静脉背侧支的内侧支；布有第3腰神经后支外侧支，深层为腰丛。

直刺0.8~1.2寸；可灸。

# 关元俞 BL26

关，关藏；元，元气；俞，输注。本穴前应关元，是关藏的元阴元阳之气转输于后背体表的部位。

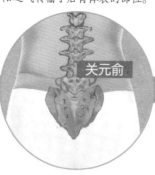

## 【主治】
腹泻、前列腺炎、夜尿症、慢性盆腔炎、痛经等。

## 【精准定位】
在脊柱区，第5腰椎棘突下，后正中线旁开1.5寸。

## 【快速取穴】
两侧髂嵴高点连线与脊柱交点，往下推1个椎体，旁开2横指处即是。

## 【局部解剖】
有骶棘肌；有腰最下动脉、静脉后支的内侧支；布有第5腰神经后支。

直刺0.8~1.2寸；可灸。

# 小肠俞 BL27

小肠，小肠腑；俞，输注。本穴是小肠之气转输于后背体表的部位。

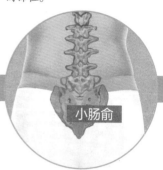

## 【主治】
腰痛、痢疾、腹泻、疝气、痔疮、盆腔炎等。

## 【精准定位】
在骶区，横平第1骶后孔，骶正中嵴旁开1.5寸。

## 【快速取穴】
两侧髂嵴高点连线与脊柱交点，往下推2个椎体，旁开2横指处即是。

## 【局部解剖】
在骶髂肌起始部和臀大肌起始部之间；有骶外侧动脉、静脉后支的外侧支；布有第1骶神经后支外侧支，第5腰神经后支。

直刺0.8~1.2寸；可灸。

# 膀胱俞 BL28

膀胱，膀胱腑；俞，输注。本穴是膀胱之气转输于后背体表的部位。

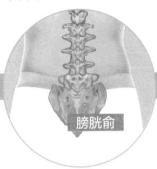

【主治】
小便赤涩、癃闭、夜尿症、遗精、坐骨神经痛等。

【精准定位】
在骶区，横平第2骶后孔，骶正中嵴旁开1.5寸。

【快速取穴】
两侧髂嵴高点连线与脊柱交点，往下推3个椎体，旁开2横指处即是。

【局部解剖】
在骶髂肌起始部和臀大肌起始部之间；有骶外侧动脉、静脉后支的外侧支；布有第1、2骶神经后支外侧支，并有交通支与第1骶神经交通。

操作
直刺0.8~1.2寸；可灸。

# 中膂俞 BL29

中，中间；膂，挟脊肌肉；俞，输注。本穴位约居人体的中部，是挟脊肌肉之气转输于后背体表的部位。

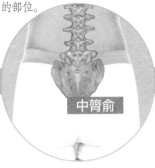

【主治】
腰脊强痛、痢疾、肾虚、坐骨神经痛等。

【精准定位】
在骶区，横平第3骶后孔，骶正中嵴旁开1.5寸。

【快速取穴】
两侧髂嵴高点连线与脊柱交点，往下推4个椎体，旁开2横指处即是。

【局部解剖】
有臀大肌，深层为骶结节韧带起始部；当骶外侧动脉、静脉后支的外侧支，臀下动脉、静脉分支；布有第1、2、3、4骶神经后支外侧支，第5腰神经后支。

操作
直刺0.8~1.2寸；可灸。

# 白环俞 BL30

白，白色；环，物名；俞，穴。本穴是治女性带下等病的要穴。

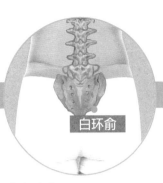

【主治】
月经不调、遗精、腰腿痛等。

【精准定位】
在骶区，横平第4骶后孔，骶正中嵴旁开1.5寸。

【快速取穴】
两侧髂嵴高点连线与脊柱交点，往下推5个椎体，旁开2横指处即是。

【局部解剖】
在臀大肌，骶结节韧带下内缘；有臀下动脉、静脉，深层为阴部内动脉、静脉；布有臀下皮神经，深层正当阴部神经。

操作
直刺0.8~1.2寸；可灸。

# 上髎 BL31

*髎，骨隙。本穴位当骶后孔。*

# 次髎 BL32

*髎，骨隙。本穴位当骶后孔。*

# 中髎 BL33

*髎，骨隙。本穴位当骶后孔。*

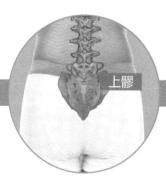
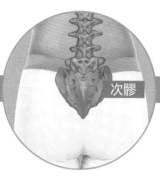
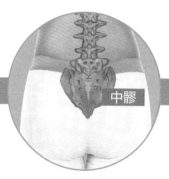

**【主治】**

月经不调、遗精、阳痿、大小便不利、腰骶痛等。

**【主治】**

月经不调、赤白带下、痛经、遗精、阳痿、大小便不利、腰骶痛等。

**【主治】**

月经不调、赤白带下、大小便不利、腰骶痛等。

**【精准定位】**

在骶区，正对第1骶后孔中。

**【精准定位】**

在骶区，正对第2骶后孔中。

**【精准定位】**

在骶区，正对第3骶后孔中。

**【快速取穴】**

四指分别按于骶骨第1至第4骶椎棘突上，向外移1横指，食指位置。

**【快速取穴】**

同上髎的取穴方法，此时中指所指的位置即为次髎。

**【快速取穴】**

同上髎的取穴方法，此时无名指所指的位置即为中髎。

**【局部解剖】**

在骶棘肌起始部及臀大肌起始部；当骶外侧动脉、静脉后支处；布有第1骶神经后支。

**【局部解剖】**

在臀大肌起始部；当骶外侧动脉、静脉后支处；布有第2骶神经后支。

**【局部解剖】**

在臀大肌起始部；当骶外侧动脉、静脉后支处；布有第3骶神经后支。

 操作

直刺0.6~1.0寸；可灸。

 操作

直刺0.6~1.0寸；可灸。

操作

直刺0.6~1.0寸；可灸。

# 下髎 BL34

髎，骨隙。本穴位当骶后孔。

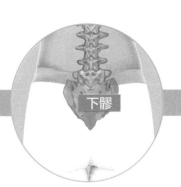

## 【主治】
肠鸣、泄泻、便秘、小便不利、腰骶痛等。

## 【精准定位】
在骶区，正对第4骶后孔中。

## 【快速取穴】
同上髎的取穴方法，此时小指所指的位置即为下髎。

## 【局部解剖】
在臀大肌起始部；有臀下动脉、静脉分支；布有第4骶神经后支。

### 操作
直刺 0.6~1.0 寸；可灸。

# 会阳 BL35

会，交会；阳，阴阳之阳。穴属阳经，与阳脉之海的督脉相交。

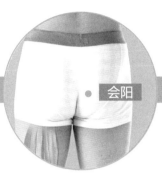

## 【主治】
腹泻、痔疮、便血、阳痿、阴部汗湿等。

## 【精准定位】
在骶区，尾骨端旁开0.5寸。

## 【快速取穴】
顺着脊柱向下摸到尽头，旁开半个拇指处即是。

## 【局部解剖】
有臀大肌；臀下动脉、静脉分支；布有尾神经，深层有阴部神经干。

### 操作
直刺 0.6~1.0 寸；可灸。

# 承扶 BL36

承，承受；扶，佐助。本穴位于股部上段，当肢体分界的臀沟中点，有助下肢承受头身重量的作用。

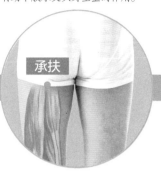

## 【主治】
下肢瘫痪、坐骨神经痛、痔疮等。

## 【精准定位】
在股后区，臀沟的中点。

## 【快速取穴】
臀下横纹正中点，按压有酸胀感处即是。

## 【局部解剖】
在臀大肌下缘；有坐骨神经伴行的动脉、静脉；布有股后皮神经，深部有坐骨神经干。

### 操作
直刺 0.8~1.5 寸；可灸。

# 殷门 BL37

殷，深厚、正中；门，门户。穴位局部肌肉深厚，为膀胱经气通过之门户。

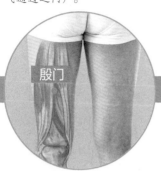

殷门

## 【主治】
腰、骶、臀、股部疼痛，下肢瘫痪等。

## 【精准定位】
在股后区，臀沟下6寸，股二头肌与半腱肌之间。

## 【快速取穴】
承扶与膝盖后面凹陷中央的腘横纹中点连线，承扶穴下2个4横指处。

## 【局部解剖】
在半腱肌、股二头肌之间；外侧为股深动脉、静脉第3穿支；布有股后皮神经，深层当坐骨神经干。

 操作

直刺0.8~1.5寸；可灸。

# 浮郄 BL38

浮，阳也、气也；郄，空隙。穴在腘横纹外侧端，委阳上1寸。

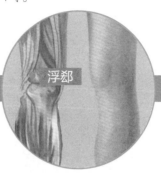

浮郄

## 【主治】
急性胃肠炎、便秘、下肢麻痹等。

## 【精准定位】
在膝后区，腘横纹上1寸，股二头肌腱的内侧缘。

## 【快速取穴】
先找到委阳，向上1横指处即是。

## 【局部解剖】
在股二头肌肌腱内侧；有膝上外侧动脉、静脉；布有股后神经，正当腓总神经处。

 操作

直刺0.5~1.0寸；可灸。

# 委阳 BL39

委，弯曲；阳，阴阳之阳。外属阳，穴在腘窝横纹委中外侧。

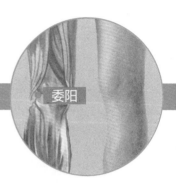

委阳

## 【主治】
腰脊强痛、腹满、小便不利等。

## 【精准定位】
在膝部，腘横纹上，股二头肌腱的内侧缘。

## 【快速取穴】
膝盖后面凹陷中央的腘横纹外侧，股二头肌腱内侧即是。

## 【局部解剖】
在股二头肌肌腱内侧；有膝上外侧动脉、静脉；布有股后神经，正当腓总神经处。

操作

直刺0.5~0.8寸；可灸。

# 委中 BL40

委，弯曲；中，中间。穴在腘横纹中点。

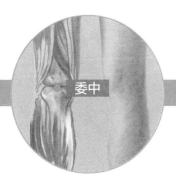

委中

## 【主治】
腰脊痛、坐骨神经痛、膝关节炎、半身不遂、皮肤瘙痒、发热等。

## 【精准定位】
在膝后区，腘横纹中点。

## 【快速取穴】
膝盖后面凹陷中央的腘横纹中点即是。

## 【局部解剖】
在腘窝正中，有腘筋膜；皮下有股腘静脉，深层内侧为腘静脉，最深层为腘动脉；有股后皮神经，正当胫神经处。

操作

直刺 0.5~1.2 寸，或用三棱针点刺出血；可灸。

# 附分 BL41

附，依附；分，分离。膀胱经自项而下，分为两行；本穴为第二行之首穴，附于第一行之旁。

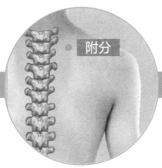

附分

## 【主治】
肩背拘急疼痛、颈项强痛、坐骨神经痛等。

## 【精准定位】
在脊柱区，第2胸椎棘突下，后正中线旁开3寸。

## 【快速取穴】
低头屈颈，颈背交界处椎骨高突向下推2个椎体，下缘旁开4横指处。

## 【局部解剖】
在肩胛骨内缘，有斜方肌、菱形肌，深层有髂肋肌；有颈动脉降支，第2肋间动脉、静脉后支；布有第2胸神经后支外侧支，深层为肩胛背神经，最深层为第2肋间神经干。

操作

斜刺 0.5~0.8 寸；可灸。

# 魄户 BL42

魄，气之灵；户，门户。肺藏魄；本穴与肺俞平列，如肺气出入之门户。

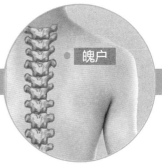

魄户

## 【主治】
咳嗽、气喘、支气管炎、肺结核、颈项僵硬、肩背痛等。

## 【精准定位】
在脊柱区，第3胸椎棘突下，后正中线旁开3寸。

## 【快速取穴】
低头屈颈，颈背交界处椎骨高突向下推3个椎体，下缘旁开4横指处。

## 【局部解剖】
在肩胛冈内侧端，有斜方肌、菱形肌，深层有髂肋肌；有颈横动脉降支，当第3肋间动脉、静脉背侧支；布有第2、3胸神经后支外侧支皮支，深层为肩胛背神经，最深层为第3肋间神经干。

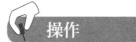
操作

斜刺 0.5~0.8 寸；可灸。

# 膏肓 BL43

膏，膏脂；肓，肓膜。在此指心下膈上的膏脂肓膜。穴与厥阴俞平列，因名膏肓。

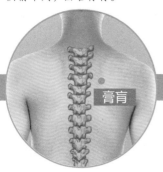

## 【主治】
肺痨、咳嗽、气喘、盗汗、健忘、遗精等。

## 【精准定位】
在脊柱区，第4胸椎棘突下，后正中线旁开3寸。

## 【快速取穴】
低头屈颈，颈背交界处椎骨高突向下推4个椎体，下缘旁开4横指处。

## 【局部解剖】
在肩胛骨内缘，有斜方肌、菱形肌，深层有髂肋肌；有第4肋间动脉、静脉后支及颈横动脉降支；布有第3、4胸神经后支外侧支，深层为肩胛背神经，最深层为第4肋间神经干。

 操作

斜刺 0.5~0.8 寸；可灸。

# 神堂 BL44

心藏神；穴如心神所居之殿堂。

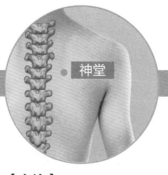

## 【主治】
心悸、失眠、肩背痛、哮喘、心脏病等。

## 【精准定位】
在脊柱区，第5胸椎棘突下，后正中线旁开3寸。

## 【快速取穴】
低头屈颈，颈背交界处椎骨高突向下推5个椎体，下缘旁开4横指处。

## 【局部解剖】
在肩胛骨内缘，有斜方肌、菱形肌，深层有髂肋肌；有第5肋间动脉、静脉后支及颈横动脉降支；布有第4、5胸神经后支外侧支，深层为肩胛背神经，最深层为第5肋间神经干。

 操作

斜刺 0.5~0.8 寸；可灸。

# 谚谆 BL45

谚谆，叹息声。取穴时，令患者发谚谆声，穴位局部能动应手指。

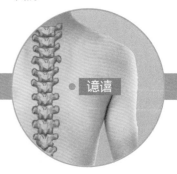

## 【主治】
咳嗽、气喘、目眩、肩背痛、季胁痛等。

## 【精准定位】
在脊柱区，第6胸椎棘突下，后正中线旁开3寸。

## 【快速取穴】
肩胛骨下角水平连线与脊柱相交处，上推1个椎体，正中线旁开4横指处。

## 【局部解剖】
在斜方肌外缘，有髂肋肌；有第6肋间动脉、静脉背侧支；布有第5、6胸神经后支外侧支，深层为第6肋间神经干。

 操作

斜刺 0.5~0.8 寸；可灸。

# 膈关 BL46

膈，横膈；关，关隘。本穴与膈俞平列，被喻为治疗横膈疾病的"关隘"。

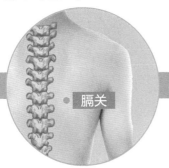

## 【主治】
饮食不下、呕吐、胸中噎闷、脊背强痛等。

## 【精准定位】
在脊柱区，第7胸椎棘突下，后正中线旁开3寸。

## 【快速取穴】
肩胛骨下角水平连线与脊柱相交椎体处，正中线旁开4横指处即是。

## 【局部解剖】
有背阔肌，髂肋肌；有第7肋间动脉、静脉背侧支；布有第6、7胸神经后支外侧支，深层为第7肋间神经干。

 操作

斜刺0.5~0.8寸；可灸。

# 魂门 BL47

肝藏魂；穴如肝气出入之门户。

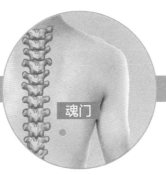

## 【主治】
胸胁胀痛、呕吐、肠鸣、腹泻、背痛等。

## 【精准定位】
在脊柱区，第9胸椎棘突下，后正中线旁开3寸。

## 【快速取穴】
肩胛骨下角水平连线与脊柱相交处，下推2个椎体，正中线旁开4横指处。

## 【局部解剖】
下有背阔肌，髂肋肌；有第9肋间动脉、静脉背侧支；布有第8、9胸神经后支外侧支，深层为第9肋间神经干。

 操作

斜刺0.5~0.8寸；可灸。

# 阳纲 BL48

阳，阴阳之阳；纲，纲要。胆属阳；穴与胆俞平列，为治疗胆病的要穴。

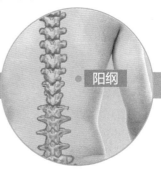

## 【主治】
腹泻、黄疸、腹痛、大便泻利、小便赤涩等。

## 【精准定位】
在脊柱区，第10胸椎棘突下，后正中线旁开3寸。

## 【快速取穴】
肩胛骨下角水平连线与脊柱相交处，下推3个椎体，正中线旁开4横指处。

## 【局部解剖】
有背阔肌，髂肋肌；有第10肋间动脉、静脉背侧支；布有第9、10胸神经后支外侧支，深层为第10肋间神经干。

 操作

斜刺0.5~0.8寸；可灸。

# 意舍 BL49

意，意念；舍，宅舍。脾藏意；穴与脾俞平列，如脾气之宅舍。

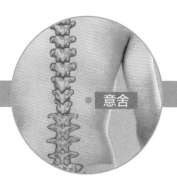

【主治】
腹胀、背痛、食欲不振、腹泻、呕吐、纳呆等。

【精准定位】
在脊柱区，第11胸椎棘突下，后正中线旁开3寸。

【快速取穴】
肚脐水平线与脊柱相交椎体处，上推3个椎体，正中线旁开4横指处。

【局部解剖】
有背阔肌，髂肋肌；有第11肋间动脉、静脉背侧支；布有第10、11胸神经后支外侧支，深层为第11肋间神经干。

 操作
斜刺0.5~0.8寸；可灸。

# 胃仓 BL50

胃，胃腑；仓，粮仓。穴犹如粮仓。

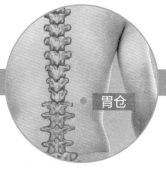

【主治】
胃痛、小儿食积、腹胀、便秘、水肿等。

【精准定位】
在脊柱区，第12胸椎棘突下，后正中线旁开3寸。

【快速取穴】
肚脐水平线与脊柱相交椎体处，上推2个椎体，正中线旁开4横指处。

【局部解剖】
有背阔肌，髂肋肌；有肋下动脉、静脉背侧支；布有第12胸神经和第1腰神经后支外侧支，深层为第12肋间神经干。

操作
斜刺0.5~0.8寸；可灸。

# 肓门 BL51

肓，肓膜；门，门户。穴与三焦俞平列，如肓膜之气出入的门户。

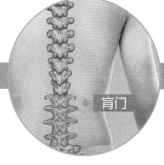

【主治】
痞块、心下痛、妇人乳疾、上腹痛、便秘等。

【精准定位】
在腰区，第1腰椎棘突下，后正中线旁开3寸。

【快速取穴】
肚脐水平线与脊柱相交椎体处，上推1个椎体，正中线旁开4横指处。

【局部解剖】
有背阔肌，髂肋肌；有第1腰动脉、静脉背侧支；布有第12胸神经后支外侧支，深层为第1腰神经后支外侧支。

 操作
直刺0.5~0.8寸；可灸。

# 志室 BL52

志，意志；室，房室。肾藏志；穴与肾俞平列，如肾气聚集之房室。

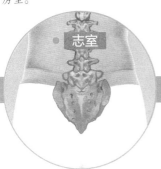

【主治】

遗精、阴痛、水肿、小便不利、腰脊强痛等。

【精准定位】

在腰区，第2腰椎棘突下，后正中线旁开3寸。

【快速取穴】

肚脐水平线与脊柱相交椎体处，正中线旁开4横指处即是。

【局部解剖】

有背阔肌，髂肋肌；有第2腰动脉、静脉背侧支；布有第12胸神经后支外侧支及第1腰神经后支外侧支。

 操作

直刺0.5~0.8寸；可灸。

# 胞肓 BL53

胞，囊袋；肓，肓膜。胞，在此主要指膀胱，穴与膀胱俞平列，故名。

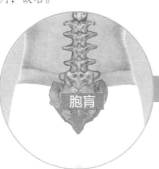

【主治】

小便不利、腰脊痛、腹胀、肠鸣、便秘等。

【精准定位】

在骶区，横平第2骶后孔，骶正中嵴旁开3寸。

【快速取穴】

先取次髎，与其同水平，后正中线旁开4横指处即是。

【局部解剖】

有臀大肌，臀中肌，臀小肌；正当臀上动脉、静脉处；布有臀上皮神经，深层为臀下神经。

操作

直刺0.5~0.8寸；可灸。

# 秩边 BL54

秩，秩序；边，边缘。膀胱经背部诸穴，排列有序，本穴居其最下缘。

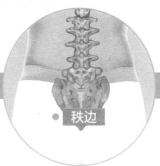

【主治】

腰骶痛、下肢痿痹、痔疮、小便不利等。

【精准定位】

在骶区，横平第4骶后孔，骶正中嵴旁开3寸。

【快速取穴】

先取下髎，与其同水平，后正中线旁开4横指处即是。

【局部解剖】

有臀大肌，在梨状肌下缘；正当臀下动脉、静脉处；布有臀下神经及股后皮神经，外侧为坐骨神经。

操作

直刺1.2~1.4寸；可灸。

# 合阳 BL55

合，汇合；阳，指小腿后部。穴正当小腿后部，腓肠肌两头相会汇合处，故名合阳。

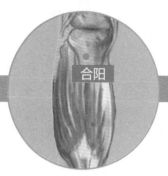

合阳

**【主治】**

腰脊痛、下肢酸痛、崩漏、子宫出血、带下等。

**【精准定位】**

在小腿后区，腘横纹下2寸，腓肠肌内、外侧头之间。

**【快速取穴】**

膝盖后面凹陷中央的腘横纹中点直下3横指处即是。

**【局部解剖】**

有腓肠肌、腘肌；有小隐静脉和胫动脉、静脉；布有股后皮神经、腓肠内侧皮神经和胫神经。

 操作

直刺0.5~1.2寸；可灸。

# 承筋 BL56

承，承受；筋，筋肉。穴位于足太阴经筋所结之处，且全身躯体筋肉之重，此处可以承担也。

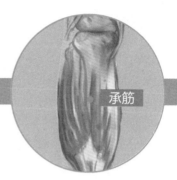

承筋

**【主治】**

腰痛、小腿痛、急性腰扭伤、腿抽筋、痔疮等。

**【精准定位】**

在小腿后区，腘横纹下5寸，腓肠肌两肌腹之间。

**【快速取穴】**

小腿用力，后面肌肉明显隆起，中央处按压有酸胀感处即是。

**【局部解剖】**

在腓肠肌两肌腹之间；有小隐静脉，深层为胫后动脉、静脉；布有腓肠肌内侧皮神经，深层为胫神经。

 操作

直刺0.5~1.2寸；可灸。

# 承山 BL57

承，承受；山，山巅。腓肠肌之二肌腹高突如山，穴在其下，有承受之势。

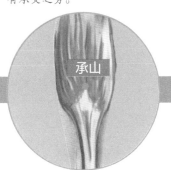

【主治】
痔疮、便秘、腰背疼、腿抽筋、下肢瘫痪等。

【精准定位】
在小腿后区，腓肠肌两肌腹与肌腱交角处。

【快速取穴】
直立，小腿用力，在小腿的后面正中可见一"人"字纹，其上尖角凹陷处。

【局部解剖】
在腓肠肌两侧肌腹交界下端；有小隐静脉，深层为胫后动脉、静脉；布有腓肠肌内侧皮神经，深层为胫神经。

 操作

直刺 0.5~1.2 寸；可灸。

# 飞扬 BL58

飞，飞翔；扬，向上扬。外为阳，穴在小腿外侧。

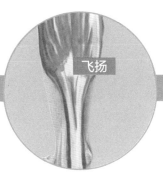

【主治】
腰腿痛、小腿酸痛、头痛、脚气等。

【精准定位】
在小腿后区，昆仑（BL60）直上 7 寸，腓肠肌外下缘与跟腱移行处。

【快速取穴】
依上法找到承山，再往下方外侧 1 横指处即是。

【局部解剖】
有腓肠肌和比目鱼肌；布有腓肠外侧皮神经。

操作

直刺 0.5~1.2 寸；可灸。

# 跗阳 BL59

跗，足背；阳，阴阳之阳。外为阳，上为阳；穴在小腿外侧足背外上方。

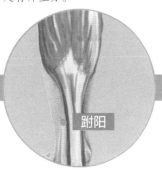

【主治】
腰、骶、髋、股部后外侧疼痛。

【精准定位】
在小腿后区，昆仑（BL60）直上 3 寸，腓骨与跟腱之间。

【快速取穴】
平足外踝后方，向上 4 横指，按压有酸胀感处即是。

【局部解剖】
在腓骨后方，跟腱外前缘，深层为蹰长屈肌；有小隐静脉，深层为腓动脉支；当腓肠神经分布处。

 操作

直刺 0.5~0.8 寸；可灸。

# 昆仑 BL60

昆仑，山名。外踝高突，比作昆仑，穴在其后。

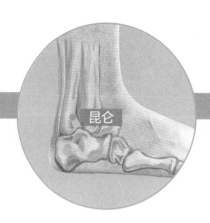

昆仑

# 仆参 BL61

仆，仆从；参，参拜。穴在足跟外侧，参拜时此处易显露。

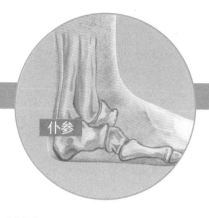

仆参

【主治】

头痛、腰骶疼痛、外踝部红肿、足部生疮等。

【精准定位】

在踝区，外踝尖与跟腱之间的凹陷中。

【快速取穴】

正坐垂足着地，外踝尖与跟腱之间凹陷处即是。

【局部解剖】

有腓骨外肌；有小隐静脉及外踝后动脉、静脉；布有腓肠神经。

【主治】

牙槽脓肿、下肢痿弱、足跟痛等。

【精准定位】

在跟区，昆仑（BL60）直下，跟骨外侧，赤白肉际处。

【快速取穴】

先找到昆仑，垂直向下量1横指处即是。

【局部解剖】

有腓动脉、静脉的跟骨外侧支；布有腓肠神经跟骨外侧支。

 操作

直刺 0.5~0.8 寸；可灸。

 操作

直刺 0.2~0.3 寸；可灸。

# 申脉 BL62

申，伸展的意思；脉，经脉。指其可治经脉之屈伸不利、气郁而呻等症，且可内应膀胱之本府也。

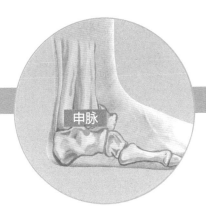

申脉

# 金门 BL63

金，阳之称；门，门户。穴是阳维脉的始发点，故又被喻为进入阳维脉的门户。

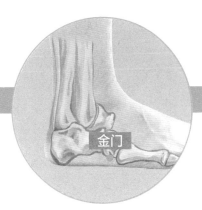

金门

【主治】

失眠、癫狂、痫症、中风、偏头痛、正头痛、眩晕等。

【主治】

腰痛、足部扭伤、晕厥、牙痛、偏头痛等。

【精准定位】

在踝区，外踝尖直下，外踝下缘与跟骨之间凹陷中。

【精准定位】

在足背，外踝前缘直下，第5跖骨粗隆后方，骰骨下缘凹陷中。

【快速取穴】

正坐垂足着地，外踝垂直向下可触及一凹陷，按压有酸胀感处即是。

【快速取穴】

正坐垂足着地，脚趾上翘可见一骨头凸起，外侧凹陷处即是。

【局部解剖】

有外踝动脉网；当腓肠神经分布处。

【局部解剖】

在腓骨长肌腱与小趾外展肌之间；有足底外侧动脉、静脉；布有足背外侧皮神经，深层为足底外侧神经。

 操作

直刺 0.3~0.5 寸；可灸。

操作

直刺 0.3~0.7 寸；可灸。

# 京骨 BL64

京，古指人工筑起的高丘或圆形的大谷仓；骨，水也。膀胱经的湿冷水气在此聚集，如同储存谷物之仓，故名。

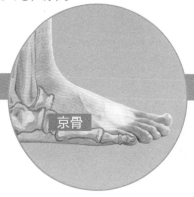

## 【主治】
头痛、眩晕、膝痛、鼻塞、小儿惊风等。

## 【精准定位】
在跖区，第5跖骨粗隆前下方，赤白肉际处。

## 【快速取穴】
沿小趾长骨往后推，可摸到一凸起，下方皮肤颜色深浅交界处即是。

## 【局部解剖】
在小趾外展肌下方；有足底外侧动脉、静脉；布有足背外侧皮神经，深层为足底外侧神经。

## 操作
直刺0.3~0.5寸；可灸。

# 束骨 BL65

束，束缚；骨，水也。膀胱经的寒湿水气在此聚集不能上行，故名。

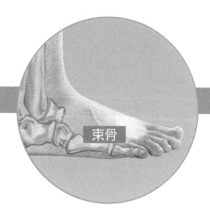

## 【主治】
头痛、目赤、耳聋、痔疮、下肢后侧痛等。

## 【精准定位】
在跖区，第5跖趾关节的近端，赤白肉际处。

## 【快速取穴】
沿小趾向上摸，摸到小趾与足部相连接的关节，关节后方皮肤颜色深浅交界处。

## 【局部解剖】
在小趾外展肌下方；有第4跖趾总动脉、静脉；布有第4跖趾总神经及足背外侧皮神经。

## 操作
直刺0.1~0.2寸；可灸。

# 足通谷 BL66

足，足部；通，通过；谷，山谷。穴在足部，该处凹陷如谷，脉气由此而通过。

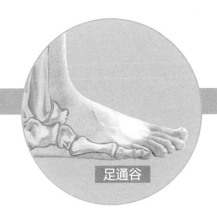

足通谷

## 【主治】
头痛、头重、目眩、鼻塞、颈项痛等。

## 【精准定位】
在足趾，第5跖趾关节的远端，赤白肉际处。

## 【快速取穴】
沿小趾向上摸，摸到小趾与足部相连接关节，关节前方皮肤颜色深浅交界处。

## 【局部解剖】
有跖趾侧动脉、静脉；布有趾跖侧固有神经及足背外侧皮神经。

 操作

直刺0.1~0.2寸；可灸。

# 至阴 BL67

至，到达；阴，阴阳之阴，在此指足少阴肾经。此穴为足太阳膀胱经末穴，从这里可到达足少阴肾经。

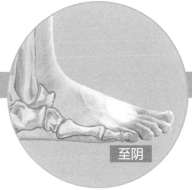

至阴

## 【主治】
头痛、鼻塞、遗精、胎位不正等。

## 【精准定位】
在足趾，小趾末节外侧，趾甲根角侧后方0.1寸（指寸）。

## 【快速取穴】
足小趾外侧，趾甲外侧缘与下缘各作一切线交点处即是。

## 【局部解剖】
有足背动脉及跖趾侧固有动脉形成的动脉网；布有跖趾侧固有神经及足背外侧皮神经。

操作

斜刺0.1~0.2寸，或用三棱针点刺出血；可灸。

# 足少阴肾经经穴

足少阴肾经在足小趾与足太阳膀胱经衔接，联系的脏腑器官有喉咙、舌，属肾，络膀胱，贯肝，入肺，络心，在胸中与手厥阴心包经相接。络脉从本经分出，走向足太阳经，通过腰脊部，上走心包下。

## 肾经小百科

###  命名由来

足少阴肾经为行走于下肢内侧面及胸腹部，内属于肾，阴气较盛的经脉。

###  腧穴小结

本条经穴一侧穴位27个，左右共54个。下肢一侧10个，左右共20个；胸腹一侧17个，左右共34个。首穴为涌泉，末穴为俞府。

### ➕ 主治病候

头和五官病症：头痛、目眩、咽喉肿痛、牙痛、耳聋、耳鸣等。
妇科病、前阴病：月经不调、遗精、阳痿等。
其他病症：下肢厥冷、内踝肿痛等。

## 肾经异常易出现疾病

### 经络症

肾阴不足，则以怕热为主，症见容易口干舌燥、慢性咽炎、气短喘促等；肾阳不足，则以怕冷为主，容易手足冰冷、腰酸膝软等。如果两种症状都存在，则说明可能肾阴阳两虚且正走向衰老。

### 脏腑症

主要表现在主水失司而致水肿、小便不利、遗精、心悸、耳鸣。肾气绝则骨髓失养、骨质疏松、肌肉萎缩、面色无华。

### 亢进热证时症状

尿黄、尿少、口热、舌干、足下热、大腿内侧疼痛、月经异常。

### 衰弱寒证时症状

尿频、尿清、足下冷、下肢麻木、肠功能减弱。

## 肾经循行路线

足少阴肾经起于足小趾之下，斜向足心（涌泉），出于舟骨粗隆下，沿内踝后，进入足跟，再向上行于腿肚内侧，出腘窝的内侧，向上行经股内后缘，通向脊柱（长强，属督脉），属于肾脏，联络膀胱。根据足少阴肾经的循行路线，按摩顺序应该是经脉循行的顺序，即从涌泉向俞府的方向按摩。

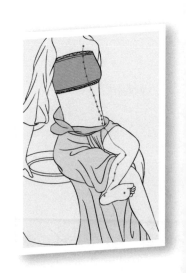

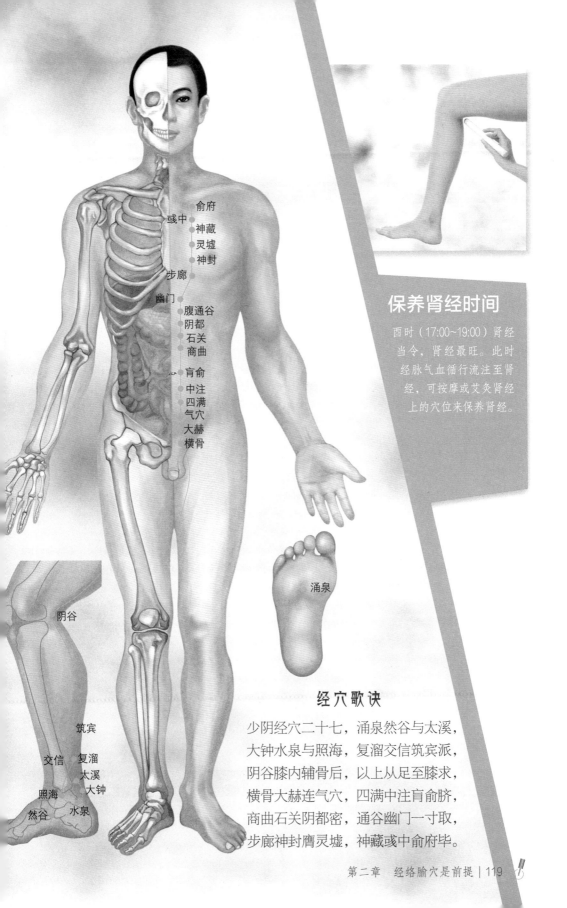

俞府
彧中
神藏
灵墟
神封
步廊
幽门
腹通谷
阴都
石关
商曲
肓俞
中注
四满
气穴
大赫
横骨

涌泉

阴谷

筑宾

交信　复溜
太溪
照海　大钟
然谷　水泉

## 保养肾经时间

酉时（17:00~19:00）肾经当令，肾经最旺。此时经脉气血循行流注至肾经，可按摩或艾灸肾经上的穴位来保养肾经。

## 经穴歌诀

少阴经穴二十七，涌泉然谷与太溪，
大钟水泉与照海，复溜交信筑宾派，
阴谷膝内辅骨后，以上从足至膝求，
横骨大赫连气穴，四满中注肓俞脐，
商曲石关阴都密，通谷幽门一寸取，
步廊神封膺灵墟，神藏彧中俞府毕。

# 涌泉 KI1

涌，外涌而出也；泉，泉水也。穴居足心陷中，经气自下而上，如涌出之泉水。

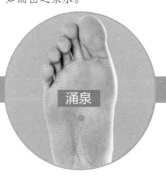

### 【主治】
头痛、头晕、咽喉肿痛、足心热等。

### 【精准定位】
在足底，屈足蜷趾时足心最凹陷中。

### 【快速取穴】
足底前1/3处可见有一凹陷处，按压有酸痛感处即是。

### 【局部解剖】
有趾短屈肌腱，趾长屈肌腱，第2蚓状肌，深层为骨间肌；有来自胫前动脉的足底弓；布有足底神经支。

操作
直刺0.3~0.5寸；可灸。

# 然谷 KI2

然，然骨；谷，山谷。穴在然骨（舟骨粗隆）下陷中，如居山谷。

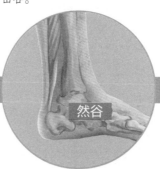

### 【主治】
咽喉疼痛、阳痿、月经不调、胸胁胀满等。

### 【精准定位】
在足内侧，足舟骨粗隆下方，赤白肉际处。

### 【快速取穴】
坐位垂足，内踝前下方明显骨性标志，即舟骨，前下方凹陷处即是。

### 【局部解剖】
有𧿹外展肌；有跖内侧动脉及跗内侧动脉分支；布有足底内侧神经。

操作
直刺0.5~0.8寸；可灸。

# 太溪 KI3

太，甚大；溪，沟溪。穴在内踝与跟腱之间凹陷中，如巨大的沟溪。

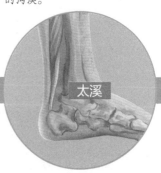

### 【主治】
扁桃体炎、慢性咽炎、闭经、失眠、冠心病、早泄等。

### 【精准定位】
在踝区，内踝尖与跟腱之间的凹陷中。

### 【快速取穴】
坐位垂足，由足内踝向后推至与跟腱之间凹陷处即是。

### 【局部解剖】
有胫后动脉、静脉；布有小腿内侧皮神经，当胫神经经过处。

操作
直刺0.5~0.8寸；可灸。

# 大钟 KI4

大，大小之大；钟，同"踵"，即足跟。穴在足跟，其骨较大，故名大钟。

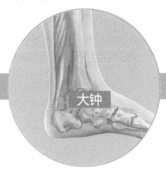

【主治】
咽喉肿痛、腰脊强痛、呕吐、哮喘、便秘等。

【精准定位】
在跟区，内踝后下方，跟骨上缘，跟腱附着部前缘凹陷中。

【快速取穴】
先找到太溪，向下半横指，再向后平推至凹陷处即是。

【局部解剖】
有胫后动脉跟内侧支；布有小腿内侧皮神经及胫神经的跟骨内侧神经。

 操作
直刺 0.5~0.8 寸；可灸。

# 水泉 KI5

水，水液；泉，水泉。水泉有水源之意，肾主水。穴属本经郄穴，能治小便淋沥。

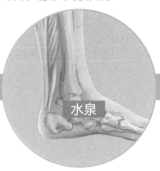

【主治】
小便不利、足跟痛、痛经、闭经、腹痛等。

【精准定位】
在跟区，太溪（KI3）直下1寸，跟骨结节内侧凹陷中。

【快速取穴】
先找到太溪，直下1横指，按压有酸胀感处即是。

【局部解剖】
有胫后动脉跟内侧支；布有小腿内侧皮神经及胫神经的跟骨内侧神经。

操作
直刺 0.3~0.6 寸；可灸。

# 照海 KI6

照，光照；海，海洋。穴属肾经，气盛如海，意为肾中真阳，可光照周身。

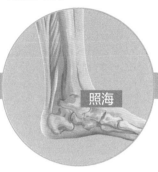

【主治】
咽喉肿痛、气喘、便秘、月经不调、遗精、失眠等。

【精准定位】
在踝区，内踝尖下1寸，内踝下缘边际凹陷中。

【快速取穴】
坐位垂足，由内踝尖垂直向下推，至下缘凹陷处，按压有酸痛感处即是。

【局部解剖】
在蹈趾外展肌止点；后方有胫后动脉、静脉；布有小腿内侧皮神经，深部为胫神经本干。

 操作
直刺 0.5~0.8 寸；可灸。

# 复溜 KI7

复，同"伏"，深伏；溜，流动。穴居照海之上，在此指经气至"海"入而复出并继续溜注之意。

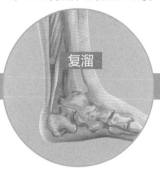

## 【主治】
水肿、腹胀、腰脊强痛、盗汗、自汗等。

## 【精准定位】
在小腿内侧，内踝尖上2寸，跟腱的前缘。

## 【快速取穴】
先找到太溪，直上3横指，跟腱前缘处，按压有酸胀感处即是。

## 【局部解剖】
在比目鱼肌下端，跟腱之内侧；前方有胫后动脉、静脉；布有腓肠内侧皮神经，深层为胫神经。

直刺0.5~0.8寸；可灸。

# 交信 KI8

交，交会；信，五常之一，属土，指脾。本经脉气在本穴交会脾经。

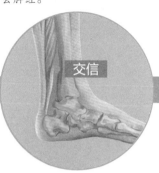

## 【主治】
淋病、月经不调、子宫脱垂、便秘、痛经等。

## 【精准定位】
在小腿内侧，内踝尖上2寸，胫骨内侧缘后际凹陷中。

## 【快速取穴】
先找到太溪，直上3横指，再前推至胫骨后凹陷处即是。

## 【局部解剖】
在趾长屈肌中；深层为胫后动脉、静脉；布有小腿内侧皮神经，后方为胫神经本干。

直刺0.5~0.8寸；可灸。

# 筑宾 KI9

筑，强健；宾，同"膑"，泛指膝和小腿。穴在小腿内侧，有强健腿膝的作用。

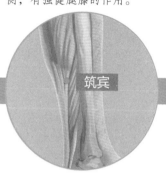

## 【主治】
脚软无力、肾炎、膀胱炎、腓肠肌痉挛等。

## 【精准定位】
在小腿内侧，太溪（KI3）直上5寸，比目鱼肌与跟腱之间。

## 【快速取穴】
先找到太溪，直上7横指，按压有酸胀感处即是。

## 【局部解剖】
在腓肠肌和趾长屈肌之间；深部有胫后动脉、静脉；布有腓肠内侧皮神经和小腿内侧皮神经，深层为胫神经本干。

直刺0.6~1.2寸；可灸。

# 阴谷 KI10

阴，阴阳之阴，内为阴；谷，山谷。穴在膝关节内侧，局部凹陷如谷。

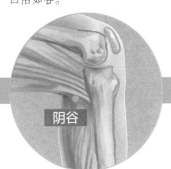

【主治】
小便难、遗精、早泄、阴囊湿痒、带下等。

【精准定位】
在膝后区，腘横纹上，半腱肌肌腱外侧缘。

【快速取穴】
微屈膝，在腘窝横纹内侧可触及两条筋，两筋之间凹陷处即是。

【局部解剖】
在胫骨内髁后方，半腱肌肌腱与半膜肌肌腱之间；有膝上内侧动脉、静脉；布有股内侧皮神经。

 操作

直刺 0.8~1.2 寸；可灸。

# 横骨 KI11

横骨，为耻骨之古称。穴在横骨上缘上方，故称横骨。

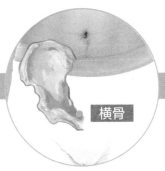

【主治】
腹痛、外生殖器肿痛、遗精、闭经、盆腔炎等。

【精准定位】
在下腹部，脐中下5寸，前正中线旁开0.5寸。

【快速取穴】
仰卧，耻骨联合上缘，旁开半横指处即是。

【局部解剖】
有腹内斜肌、外斜肌腱膜，腹横肌腱膜及腹直肌；有腹壁下动脉、静脉及阴部外动脉；布有髂腹下神经分支。

 操作

直刺 0.8~1.2 寸；可灸。

# 大赫 KI12

大，大小之大；赫，显赫，有盛大之意。本穴为足少阴冲脉之会，乃下焦元气充盛之处。

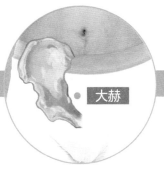

【主治】
遗精、月经不调、痛经、不孕、带下等。

【精准定位】
在下腹部，脐中下4寸，前正中线旁开0.5寸。

【快速取穴】
仰卧，依上法找到横骨，向上1横指处即是。

【局部解剖】
有腹内斜肌、外斜肌腱膜，腹横肌腱膜及腹直肌；有腹壁下动脉、静脉的肌支；布有第12肋间神经及髂腹下神经分支。

 操作

直刺 0.8~1.5 寸；可灸。

# 气穴 KI13

气，气血之气，在此指肾气；穴，土室。本穴在关元旁，为肾气藏聚之室。

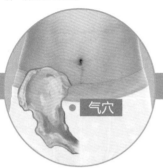

【主治】
月经不调、痛经、带下、遗精、阳痿等。

【精准定位】
在下腹部，脐中下3寸，前正中线旁开0.5寸。

【快速取穴】
仰卧，肚脐下4横指处，再旁开半横指处即是。

【局部解剖】
在腹内斜肌、外斜肌腱膜，腹横肌腱膜及腹直肌中；有腹壁下动脉、静脉肌支；布有第12肋间神经及髂腹下神经。

 操作

直刺0.8~1.2寸；可灸。

# 四满 KI14

四，第四；满，充满。此乃肾经入腹的第四穴，可治腹部胀满。

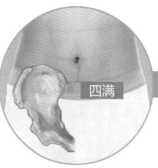

【主治】
痛经、遗精、水肿、小腹痛、便秘等。

【精准定位】
在下腹部，脐中下2寸，前正中线旁开0.5寸。

【快速取穴】
仰卧，肚脐下3横指处，再旁开半横指处即是。

【局部解剖】
在腹内斜肌、外斜肌腱膜，腹横肌腱膜及腹直肌中；有腹壁下动脉、静脉肌支；布有第11肋间神经。

操作

直刺0.8~1.2寸；可灸。

# 中注 KI15

中，中间；注，灌注。肾经之气由此灌注中焦。

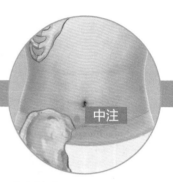

【主治】
脚软无力、肾炎、膀胱炎、腓肠肌痉挛等。

【精准定位】
在下腹部，脐中下1寸，前正中线旁开0.5寸。

【快速取穴】
仰卧，肚脐下1横指处，再旁开半横指处即是。

【局部解剖】
在腹内斜肌、外斜肌腱膜，腹横肌腱膜及腹直肌中；有腹壁下动脉、静脉肌支；布有第10肋间神经。

 操作

直刺0.8~1.2寸；可灸。

# 肓俞 KI16

肓，肓膜；俞，输注。肾经之气由此灌注中焦。

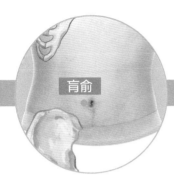

【主治】
绕脐腹痛、腹胀、呕吐、腹泻、痢疾、便秘等。

【精准定位】
在腹部，脐中旁开0.5寸。

【快速取穴】
仰卧，肚脐旁开半横指处即是。

【局部解剖】
在腹内斜肌、外斜肌腱膜，腹横肌腱膜及腹直肌中；有腹壁下动脉、静脉肌支；布有第10肋间神经。

 操作

直刺0.8~1.2寸；可灸。

# 商曲 KI17

商，五音之一，属金；曲，弯曲。商为金音，大肠属金，本穴内对大肠弯曲处。

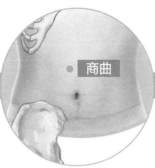

【主治】
绕脐腹痛、腹胀、呕吐、腹泻、痢疾、便秘等。

【精准定位】
在上腹部，脐中上2寸，前正中线旁开0.5寸。

【快速取穴】
仰卧，肚脐上3横指处，再旁开半横指处即是。

【局部解剖】
在腹直肌内缘；有腹壁上下动脉、静脉分支；布有第9肋间神经。

 操作

直刺0.8~1.2寸；可灸。

# 石关 KI18

石，石头，有坚实之意；关，重要。本穴为治腹部坚实病症的要穴。

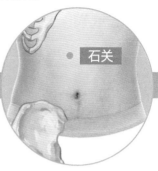

【主治】
闭经、带下、脾胃虚寒、腹痛等。

【精准定位】
在上腹部，脐中上3寸，前正中线旁开0.5寸。

【快速取穴】
仰卧，肚脐上4横指处，再旁开半横指处即是。

【局部解剖】
在腹直肌内缘；有腹壁上动脉、静脉分支；布有第8肋间神经。

操作

直刺0.8~1.2寸；可灸。孕妇禁灸。

# 阴都 KI19

阴，阴阳之阴；都，会聚。穴
在腹部，为水谷聚焦之处。

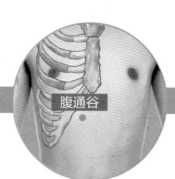

阴都

【主治】
腹胀、肠鸣、腹痛、哮喘、
便秘、不孕等。

【精准定位】
在上腹部，脐中上 4 寸，
前正中线旁开 0.5 寸。

【快速取穴】
剑胸结合与肚脐连线中
点，再旁开半横指处即是。

【局部解剖】
在腹直肌内缘；有腹壁上
动脉、静脉分支；布有第
8 肋间神经。

 操作

直刺 0.8~1.2 寸；可灸。

# 腹通谷 KI20

腹，腹部；通，通过；谷，水谷。
穴在腹部，为通过水谷之处。

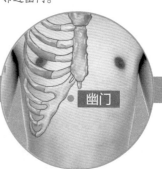

腹通谷

【主治】
腹痛、腹胀、呕吐、胸痛、
急慢性胃炎。

【精准定位】
在上腹部，脐中上 5 寸，
前正中线旁开 0.5 寸。

【快速取穴】
剑胸结合与肚脐连线中点，
直上 1 横指，再旁开半横
指处。

【局部解剖】
在腹直肌内缘；有腹壁上
动脉、静脉分支；布有第
8 肋间神经。

 操作

直刺 0.4~0.8 寸；可灸。

# 幽门 KI21

幽，隐藏在腹部深处；门，门户。
胃之下口称幽门。穴之深部，
邻近幽门。

幽门

【主治】
腹痛、呕吐、胃痛、胃溃疡、
消化不良等。

【精准定位】
在上腹部，脐中上 6 寸，
前正中线旁开 0.5 寸。

【快速取穴】
肚脐上 8 横指，再旁开半横
指处即是。

【局部解剖】
在腹直肌内缘；有腹壁上
动脉、静脉分支；布有第
7 肋间神经。

操作

直刺 0.3~0.6 寸；可灸。

# 步廊 KI22

步，步行；廊，走廊。穴当中庭旁，经气自此，如步行于庭堂之两廊。

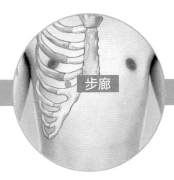

【主治】
咳嗽、哮喘、胸痛、乳痈、胸膜炎等。

【精准定位】
在胸部，第5肋间隙，前正中线旁开2寸。

【快速取穴】
自乳头向下推1个肋间隙，由前正中线旁开3横指处。

【局部解剖】
在胸大肌起始部，有肋间外韧带及肋间内肌、外肌；有第5肋间动脉、静脉；布有第5肋间神经前皮支，深层为第5肋间神经。

 操作

斜刺或平刺0.5~0.7寸，不可深刺，以免伤及心肺；可灸。

# 神封 KI23

神，指心；封，领属。穴之所在为心之所属。

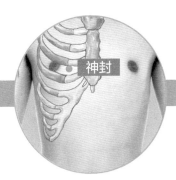

【主治】
咳嗽、哮喘、呕吐、胸痛、乳痈、胸膜炎等。

【精准定位】
在胸部，第4肋间隙，前正中线旁开2寸。

【快速取穴】
平乳头的肋间隙中，由前正中线旁开3横指处即是。

【局部解剖】
在胸大肌中，有肋间外韧带及肋间内肌、外肌；有第4肋间动脉、静脉；布有第4肋间神经前皮支，深层为第4肋间神经。

 操作

斜刺或平刺0.5~0.7寸；可灸。

# 灵墟 KI24

灵，指心；墟，土堆。本穴内应心脏，外当肌肉隆起处，其隆起如土堆。

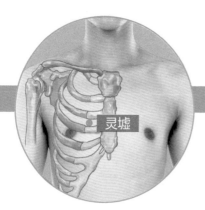

## 【主治】
咳嗽、哮喘、胸痛、乳痛、胸膜炎、心悸等。

## 【精准定位】
在胸部，第3肋间隙，前正中线旁开2寸。

## 【快速取穴】
自乳头垂直向上推1个肋间隙，该肋间隙中，由前正中线旁开3横指处即是。

## 【局部解剖】
在胸大肌中，有肋间外韧带及肋间内肌、外肌；有第3肋间动脉、静脉；布有第3肋间神经前皮支，深层为第3肋间神经。

 操作

斜刺或平刺0.3~0.5寸；可灸。

# 神藏 KI25

神，指心；藏，匿藏。穴当心神匿藏之处。

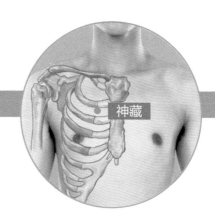

## 【主治】
咳嗽、哮喘、胸痛、支气管炎、呕吐等。

## 【精准定位】
在胸部，第2肋间隙，前正中线旁开2寸。

## 【快速取穴】
自乳头垂直向上推2个肋间隙，该肋间隙中，由前正中线旁开3横指处即是。

## 【局部解剖】
在胸大肌中，有肋间外韧带及肋间内肌、外肌；有第2肋间动脉、静脉；布有第2肋间神经前皮支，深层为第2肋间神经。

 操作

斜刺或平刺0.3~0.6寸；可灸。

# 彧中 KI26

彧，通"郁"；中，中间。郁有茂盛之意，穴当肾气行于胸中大盛之处。

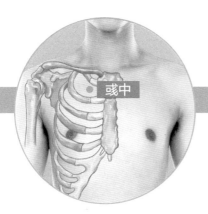

## 【主治】
咳嗽、胸胁胀满、不嗜食、咽喉肿痛等。

## 【精准定位】
在胸部，第1肋间隙，前正中线旁开2寸。

## 【快速取穴】
自乳头垂直向上推3个肋间隙，该肋间隙中，由前正中线旁开3横指处。

## 【局部解剖】
在胸大肌中，有肋间外韧带及肋间内肌、外肌；有第1肋间动脉、静脉；布有第1肋间神经前皮支，深层为第1肋间神经。

 操作

斜刺或平刺0.3~0.6寸；可灸。

# 俞府 KI27

俞，输注；府，通"腑"。肾之经气由此输入内脏。

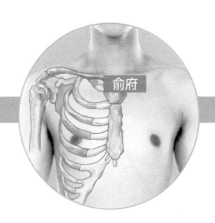

## 【主治】
咳嗽、哮喘、呕吐、胸胁胀满、不嗜食等。

## 【精准定位】
在胸部，锁骨下缘，前正中线旁开2寸。

## 【快速取穴】
锁骨下可触及一凹陷，在此凹陷中，前正中线旁开3横指处即是。

## 【局部解剖】
在胸大肌中；有胸内动脉、静脉的前穿支；布有锁骨上神经分支。

操作

斜刺或平刺0.3~0.6寸；可灸。

# 手厥阴心包经经穴

手厥阴心包经在胸中与足少阴肾经衔接，联系的脏腑器官有心、耳，属心包，络三焦，在无名指端与手少阳三焦经相接。中医所说的心包，就是心外面的一层膜，它包裹并护卫着心脏，是护卫心主的"大将军"。

## 心包经小百科

### 💡 命名由来

手厥阴心包经为行走于上肢，内属于心包，阴气少的经脉。

### ✏️ 腧穴小结

本条经穴一侧穴位9个，左右共18个。上肢一侧8个，左右共16个；胸部一侧1个，左右共2个。首穴为天池，末穴为中冲。

### ➕ 主治病候

心胸、神志病：心痛、心悸、心烦、胸闷、癫痫等。
胃腑病症：胃痛、呕吐等。
其他病症：上臂内侧痛、肘臂挛麻、腕痛、掌中热等。

## 心包经异常易出现疾病

### 经络症

失眠、多梦、易醒、健忘、口疮、口臭、全身痛痒等。

### 脏腑症

心烦、心悸、心痛、胸闷、神志失常等。

### 亢进热证时症状

心烦、易怒、失眠、多梦、胸痛、头痛、上肢痛、目赤、便秘。

### 衰弱寒证时症状

心悸、心动过缓、晕眩、呼吸困难、上肢无力、胸痛、目黄、易醒、难入睡。

## 心包经循行路线

手厥阴心包经起始于胸中，出于心包络，向下通过膈肌，从胸部向下到达腹部，依次联络上、中、下三焦。胸部支脉经过胸中，出于胁肋部，至腋下（天池），向上行至腋窝中，沿上臂内侧中央下行，行于手太阴和手少阴经之间，经过肘窝；向下行于前臂中间，进入手掌中，沿中指，出于中指尖端（中冲）。掌中支脉从劳宫穴分出，沿无名指到指端（关冲），与手少阳三焦经相接。

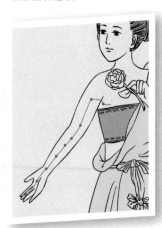

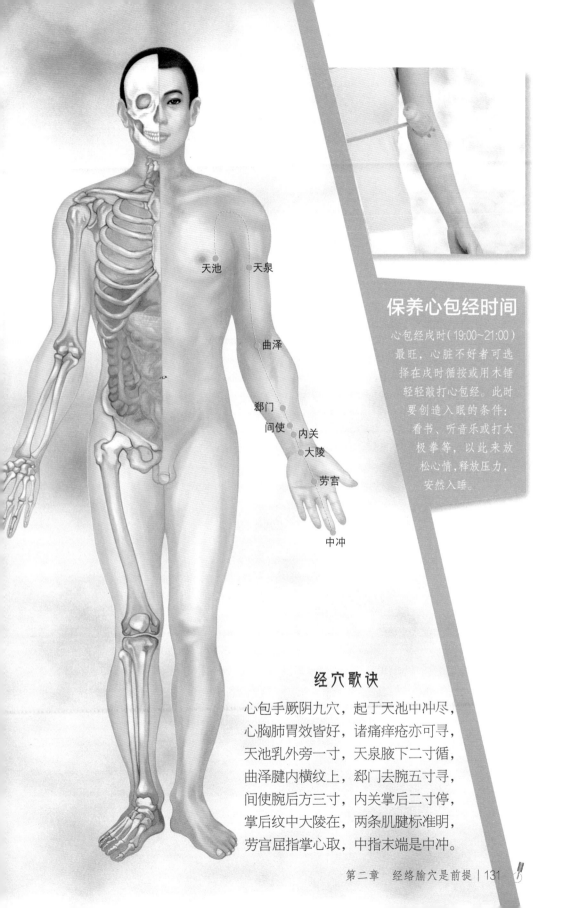

天池　　天泉

曲泽

郄门
间使　内关
　　　大陵
　　　　劳宫

中冲

## 保养心包经时间

心包经戌时（19:00~21:00）最旺，心脏不好者可选择在戌时循按或用木锤轻轻敲打心包经。此时要创造入眠的条件：看书、听音乐或打太极拳等，以此来放松心情，释放压力，安然入睡。

## 经穴歌诀

心包手厥阴九穴，起于天池中冲尽，
心胸肺胃效皆好，诸痛痒疮亦可寻，
天池乳外旁一寸，天泉腋下二寸循，
曲泽腱内横纹上，郄门去腕五寸寻，
间使腕后方三寸，内关掌后二寸停，
掌后纹中大陵在，两条肌腱标准明，
劳宫屈指掌心取，中指末端是中冲。

# 天池 PC1

天，天空；池，池塘。穴在乳旁，乳房之泌乳，有如水自天池而出。

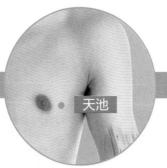

【主治】
咳嗽、胸痛、胸闷、乳汁分泌不足、乳腺炎等。

【精准定位】
在胸部，第4肋间隙，前正中线旁开5寸。

【快速取穴】
自乳头沿水平线向外侧旁开1横指，按压有酸胀感处即是。

【局部解剖】
在胸大肌外下部，胸小肌下部起端，深层为第4肋间内肌、外肌；有胸腹壁静脉，胸外侧动脉、静脉分支；布有胸前神经肌支及第4肋间神经。

 操作

斜刺0.3~0.5寸；可灸。

# 天泉 PC2

天，天空；泉，泉水。源于天地的经气由此而下，如泉水从天而降。

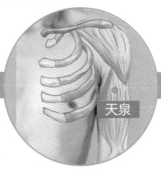

【主治】
心痛、打嗝、上臂内侧痛、胸背痛等。

【精准定位】
在臂前区，腋前纹头下2寸，肱二头肌的长头、短头之间。

【快速取穴】
伸肘仰掌，腋前纹头直下3横指，在肱二头肌肌腹间隙中，按压有酸胀感处即是。

【局部解剖】
在肱二头肌的长短头之间；有肱动脉、静脉肌支；布有臂内侧皮神经及肌皮神经。

操作

直刺0.5~0.8寸；可灸。

# 曲泽 PC3

曲，弯曲；泽，沼泽。经气流注至此，入曲肘浅凹处，犹如水进沼泽。

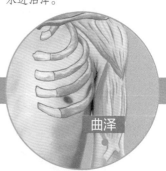

【主治】
胃痛、呕吐、腹泻、风疹、心痛、心悸等。

【精准定位】
在肘前区，肘横纹上，肱二头肌腱的尺侧缘凹陷中。

【快速取穴】
肘微弯，肘弯里可摸到一条大筋，其内侧横纹上可触及凹陷处即是。

【局部解剖】
在肱二头肌腱尺侧；当肱动脉、静脉处；布有正中神经的本干。

操作

直刺0.8~1.0寸，或用三棱针点刺放血；可灸。

# 郄门 PC4

郄，孔隙；门，门户。此为心包经郄穴，乃心包经经气出入之门户。

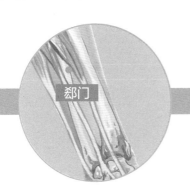

## 【主治】
心胸部疼痛、心悸、呕血、鼻塞等。

## 【精准定位】
在前臂前区，腕掌侧远端横纹上 5 寸，掌长肌腱与桡侧腕屈肌腱之间。

## 【快速取穴】
屈腕握拳，腕横纹向上 3 横指，两索状筋之间是内关，向上 4 横指处。

## 【局部解剖】
在掌长肌腱与桡侧腕屈肌腱之间，有指浅屈肌，深部为指深屈肌；有前臂正中动脉、静脉；布有前臂内侧皮神经，其下为正中神经，最深层为前臂掌侧骨间神经。

### 操作
直刺 0.5~1.0 寸；可灸。

# 间使 PC5

间，间隙；使，臣使。穴属心包经，位于两筋之间隙，心包为臣使之官，故名。

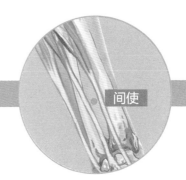

## 【主治】
打嗝、呕吐、中风、月经不调、荨麻疹等。

## 【精准定位】
在前臂前区，腕掌侧远端横纹上 3 寸，掌长肌腱与桡侧腕屈肌腱之间。

## 【快速取穴】
微屈腕，从腕横纹向上 4 横指，两条索状大筋之间即是。

## 【局部解剖】
在掌长肌腱与桡侧腕屈肌腱之间，有指浅屈肌，深部为指深屈肌；有前臂正中动脉、静脉，深层为前臂掌侧骨间动脉、静脉；布有前臂内侧皮神经，其下为正中神经掌皮支，最深层为前臂掌侧骨间神经。

### 操作
直刺 0.5~1.0 寸；可灸。

# 内关 PC6

内，内外之内；关，关隘。穴在前臂内侧要处，犹如关隘。

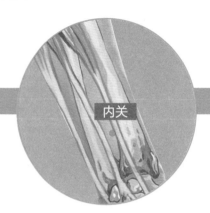

## 【主治】

心痛、心悸、失眠、癫痫、胃痛、呕吐、打嗝、哮喘、汗多、小儿惊风等。

## 【精准定位】

在前臂前区，腕掌侧远端横纹上2寸，掌长肌腱与桡侧腕屈肌腱之间。

## 【快速取穴】

从腕横纹向上3横指，两索状筋之间即是。

## 【局部解剖】

在掌长肌腱与桡侧腕屈肌腱之间，有指浅屈肌，深部为指深屈肌；有前臂正中动脉、静脉，深层为前臂掌侧骨间动脉、静脉；布有前臂内侧皮神经，其下为正中神经掌皮支，最深层为前臂掌侧骨间神经。

 操作

直刺0.5~1.0寸；可灸。

# 大陵 PC7

大，大小之大；陵，丘陵。掌根突起部如同丘陵，穴在其腕侧凹陷中。

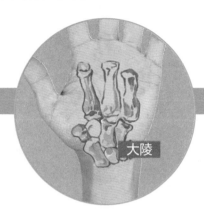

## 【主治】

身热、头痛、扁桃体炎、咽炎、肾虚、失眠等。

## 【精准定位】

在腕前区，腕掌侧远端横纹中，掌长肌腱与桡侧腕屈肌腱之间。

## 【快速取穴】

微屈腕握拳，在腕横纹上，两条索状大筋之间即是。

## 【局部解剖】

在掌长肌腱与桡侧腕屈肌腱之间，有拇长屈肌腱和指深屈肌腱；有腕掌侧动脉、静脉网；布有前臂内侧皮神经，正中神经掌皮支，深层为正中神经本干。

 操作

直刺0.3~0.7寸；可灸。

# 劳宫 PC8

劳，劳动；宫，中央。手司劳动，劳指手。穴在手掌部的中央。

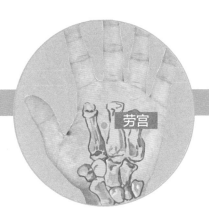

## 【主治】
热病、汗多、心烦、口腔溃疡、中风昏迷、高脂血症等。

## 【精准定位】
在掌区，横平第3掌指关节近端，第2、3掌骨之间偏于第3掌骨。

## 【快速取穴】
握拳屈指，中指指尖所指掌心处，按压有酸痛感处即是。

## 【局部解剖】
在第2、3掌骨间，下为掌腱膜，第2蚓状肌及指浅屈肌腱、深屈肌腱，深层为拇指内收肌横头的起端，有骨间肌；有指掌侧总动脉；布有正中神经的指掌侧固有神经。

 操作

直刺0.4~0.8寸；可灸。

# 中冲 PC9

中，中间；冲，冲动，涌出。穴在中指端，心包经之井穴，经气由此涌出，沿经脉上行。

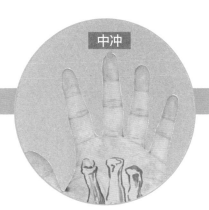

## 【主治】
心痛、心悸、中风、中暑、目赤、舌痛、小儿惊风等。

## 【精准定位】
在手指，中指末端最高点。

## 【快速取穴】
俯掌，在中指尖端的中央取穴。

## 【局部解剖】
有指掌侧固有动脉、静脉所形成的动脉、静脉网；布有正中神经之指掌侧固有神经末梢。

 操作

直刺0.1~0.2寸，或用三棱针点刺出血；可灸。

# 手少阳三焦经经穴

手少阳三焦经在无名指与手厥阴心包经衔接，联系的脏腑器官有耳、目，属三焦，络心包，在目外眦与足少阳胆经相接。三焦经直通头面，所以此经的症状多表现在头部和面部，这些疾病可以通过刺激三焦经上的穴位来调治。

## 三焦经小百科

###  命名由来

手少阳三焦经为行走于上肢，内属于三焦，阳气较少的经脉。

###  腧穴小结

本条经穴一侧穴位23个，左右共46个。上肢一侧13个，左右共26个；肩部、颈部和面部一侧10个，左右共20个。首穴为关冲，末穴为丝竹空。

### ➕ 主治病候

头面五官病：头部、目部、耳部、颊部、咽喉部病症等。

其他病症：胸胁痛，肩臂外侧痛，上肢挛急、麻木、不遂等。

## 三焦经异常易出现疾病

### 经络症

偏头痛、耳鸣、耳聋、咽喉肿痛、目痛等头面五官症疾，以及经络所经过部位疼痛，如颈项痛、肩背痛等。

### 脏腑症

上焦病变易出现心烦胸闷、心悸、咳喘；中焦病变易出现脾胃胀痛、食欲不振；下焦病变易出现水肿、遗尿、大小便异常等。上焦气绝则喜噫，中焦气绝则不能食，下焦气绝则二便失禁。

### 亢进热证时症状

耳鸣、耳痛、头剧痛、上肢痛、失眠、发怒。

### 衰弱寒证时症状

上肢无力麻木、面色苍白、发冷、尿少、精神与身体倦怠、忧郁、肌肉松弛无力、听力障碍。

## 三焦经循行路线

手少阳三焦经起于无名指末端，向上行于小指与无名指之间，沿着手背，出于前臂外侧桡骨和尺骨之间，向上通过肘尖，沿上臂外侧，上达肩部，交出足少阳经的后面，向上进入缺盆部。一条支脉，从胸中部位分出，向上浅出于锁骨上窝，经颈至耳后，上行出耳上角，然后屈曲向下到达面颊，直至眼眶下部；另一条支脉，从耳后进入耳中，出行至耳前，在面颊部与前条支脉相交，到达外眼角，脉气由此与足少阳胆经相接。

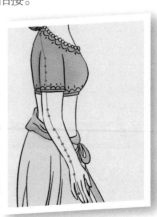

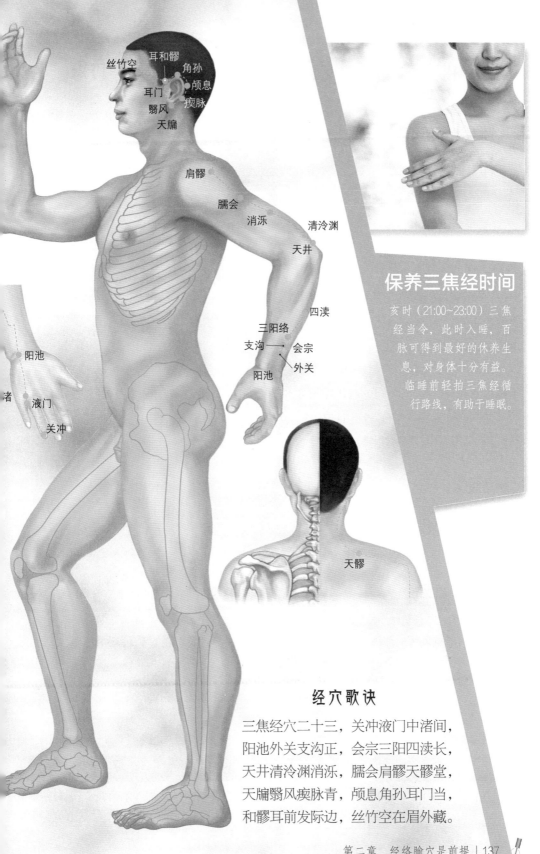

丝竹空
耳和髎
角孙
颅息
耳门
瘈脉
翳风
天牖

肩髎

臑会
消泺
清泠渊
天井

四渎

三阳络
支沟
会宗
外关
阳池

阳池

渚
液门
关冲

天髎

## 保养三焦经时间

亥时（21:00~23:00）三焦经当令，此时入睡，百脉可得到最好的休养生息，对身体十分有益。临睡前轻拍三焦经循行路线，有助于睡眠。

## 经穴歌诀

三焦经穴二十三，关冲液门中渚间，
阳池外关支沟正，会宗三阳四渎长，
天井清泠渊消泺，臑会肩髎天髎堂，
天牖翳风瘈脉青，颅息角孙耳门当，
和髎耳前发际边，丝竹空在眉外藏。

# 关冲 TE1

关，通"弯"，指无名指；冲，冲要。穴在无名指端，经气由此涌出，沿经上行。

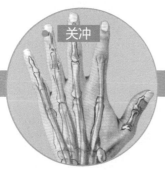

【主治】
头痛、咽喉肿痛、目视不明、肘痛等。

【精准定位】
在手指，第4指末节尺侧，指甲根角侧上方0.1寸（指寸）。

【快速取穴】
沿无名指指甲底部与侧缘引线的交点处即是。

【局部解剖】
有指掌侧固有动脉、静脉形成的动脉、静脉网；布有指掌侧固有神经的指背支。

 操作

浅刺0.1寸，或用三棱针点刺出血；可灸。

# 液门 TE2

液，水液；门，门户。此为三焦经荥穴，属水，有通调水道之功，犹如水气出入之门户。

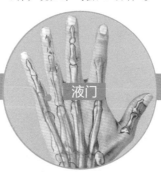

【主治】
手背红肿、五指拘挛、腕部无力、热病等。

【精准定位】
在手背，第4、5指间，指蹼缘上方赤白肉际凹陷中。

【快速取穴】
抬臂俯掌，手背部第4、5指指缝间，掌指关节前可触及一凹陷处即是。

【局部解剖】
有指背动脉、静脉；布有尺神经的手背支。

 操作

直刺0.3~0.5寸；可灸。

# 中渚 TE3

中，中间；渚，水中小块陆地。穴在五输流注穴之中间，经气如水循渚而行。

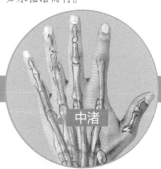

【主治】
前臂疼痛、脂溢性皮炎、头痛、目眩、耳聋等。

【精准定位】
在手背，第4、5掌骨间，第4掌指关节近端凹陷中。

【快速取穴】
抬臂俯掌，手背部第4、5指指缝间，掌指关节后可触及一凹陷处即是。

【局部解剖】
有第4骨间肌；皮下有手背静脉网及第4掌背动脉；布有尺神经的手背支。

操作

直刺0.3~0.5寸；可灸。

# 阳池 TE4

阳，阴阳之阳；池，池塘。穴在腕背凹陷中，经气至此如水入池塘。

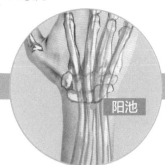

阳池

## 【主治】
腕关节肿痛、手足怕冷、口干、糖尿病等。

## 【精准定位】
在腕后区，腕背侧远端横纹上，指伸肌腱的尺侧缘凹陷中。

## 【快速取穴】
抬臂垂腕，背面，由第4掌骨向上推至腕关节横纹，可触及凹陷处。

## 【局部解剖】
在指总伸肌腱与伸小指固有肌腱之间；皮下有腕背静脉网，腕背动脉；布有前臂侧皮神经末支与尺神经手背支。

 操作

直刺0.3~0.5寸；可灸。

# 外关 TE5

外，内外之外；关，关隘。穴在前臂外侧要处，犹如关隘。

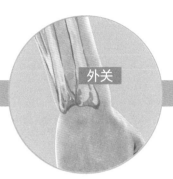

外关

## 【主治】
感冒、头痛、三叉神经痛、颈椎病、落枕等。

## 【精准定位】
在前臂后区，腕背侧远端横纹上2寸，尺骨与桡骨间隙中点。

## 【快速取穴】
抬臂俯掌，掌腕背横纹中点直上3横指，前臂两骨之间的凹陷处即是。

## 【局部解剖】
在桡骨与尺骨间；指总伸肌与拇长伸肌之间；深层为臂骨间背侧动脉和掌动脉、静脉；布有前臂背侧皮神经，深层为前臂骨间背侧及掌侧神经。

操作

直刺0.5~0.9寸；可灸。

# 支沟 TE6

支，通"肢"，在此指上肢；沟，沟渠。穴在上肢尺骨与桡骨间沟中。

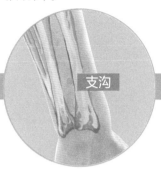

支沟

## 【主治】
胸胁痛、腹胀、便秘、心绞痛、上肢瘫痪等。

## 【精准定位】
在前臂后区，腕背侧远端横纹上3寸，尺骨与桡骨间隙中点。

## 【快速取穴】
抬臂俯掌，掌腕背横纹中点直上4横指，前臂两骨之间的凹陷处即是。

## 【局部解剖】
在尺、桡两骨之间；指总伸肌与拇长伸肌之间，屈肘俯掌时则在指总伸肌之桡侧；深层为前臂骨间背侧和掌侧动脉、静脉；布有前臂背侧皮神经，深层有前臂骨间背侧神经及掌侧神经。

 操作

直刺0.5~1.2寸；可灸。

# 会宗 TE7

会，会合；宗，集聚。此为三焦经郄穴，是经气会聚之处。

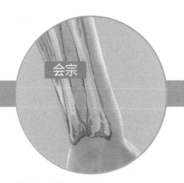

【主治】

偏头痛、耳聋、耳鸣、咳喘胸满、前臂酸痛等。

【精准定位】

在前臂后区，腕背侧远端横纹上 3 寸，尺骨的桡侧缘。

【快速取穴】

腕背横纹中点直上 4 横指，尺骨桡侧，拇指侧按压有酸胀感处即是。

【局部解剖】

在尺骨桡侧缘，小指固有伸肌和尺侧腕伸肌之间；有前臂骨间背侧动脉、静脉；布有前臂背侧皮神经，深层有前臂骨间背侧神经和骨间掌侧神经。

 操作

直刺 0.5~1.2 寸；可灸。

# 三阳络 TE8

三阳，指手三阳经；络，联络。本穴联络手之三条阳经。

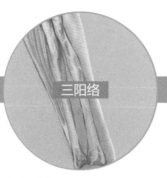

【主治】

前臂酸痛、耳聋、牙痛、脑血管病后遗症等。

【精准定位】

在前臂后区，腕背侧远端横纹上 4 寸，尺骨与桡骨间隙中点。

【快速取穴】

先找到支沟，直上 1 横指，前臂两骨之间凹陷处即是。

【局部解剖】

在指总伸肌与拇展肌起端之间；有前臂骨间背侧动脉、静脉；布有前臂背侧皮神经，深层为前臂骨间背侧神经。

 操作

直刺 0.5~1.2 寸；可灸。

# 四渎 TE9

四，四个；渎，河流。古称长江、黄河、淮河、济水为四渎。经气至此，渗灌更广，故喻称四渎。

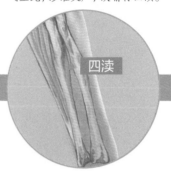

【主治】

咽喉肿痛、耳聋、耳鸣、头痛、牙痛、目疾等。

【精准定位】

在前臂后区，肘尖（EX-UE1）下 5 寸，尺骨与桡骨间隙中点。

【快速取穴】

先找到阳池，其与肘尖连线上，肘尖穴下 7 横指处即是。

【局部解剖】

在指总伸肌和尺侧腕伸肌之间；深层有前臂骨间背侧动脉、静脉；布有前臂背侧皮神经，深层有前臂骨间背侧神经。

 操作

直刺 0.7~1.3 寸；可灸。

# 天井 TE10

天，天空；井，水井。喻上为天。穴在上肢鹰嘴窝，其陷如井。

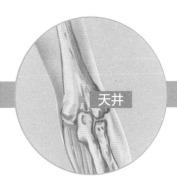

天井

## 【主治】
前臂酸痛、淋巴结核、落枕、偏头痛等。

## 【精准定位】
在肘后区，肘尖（EX-UE1）上1寸凹陷中。

## 【快速取穴】
屈肘，肘尖直上1横指，凹陷处即是。

## 【局部解剖】
在肱骨下端后面鹰嘴窝中，有肱三头肌腱；有肘关节动脉、静脉网；布有臂背侧皮神经和桡神经肌支。

 操作

直刺0.3~0.7寸；可灸。

# 清泠渊 TE11

清泠，清凉；渊，深水。本穴具有清三焦之热的作用，犹如入清凉深水之中。

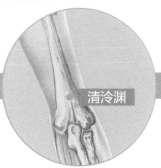

清泠渊

## 【主治】
前臂及肩背部酸痛不举、头项痛、目疾等。

## 【精准定位】
在臂后区，肘尖（EX-UE1）与肩峰角连线上，肘尖（EX-UE1）上2寸。

## 【快速取穴】
屈肘，肘尖直上3横指，凹陷处即是。

## 【局部解剖】
在肱三头肌下部；有中侧副动脉、静脉末支；布有臂背侧皮神经及桡神经肌支。

操作

直刺0.5~1.2寸；可灸。

# 消泺 TE12

消，消除；泺，小水、沼泽。本穴属三焦经，具有通调水道的作用。

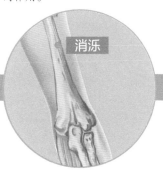

消泺

清泠渊

## 【主治】
颈项强急肿痛、上臂痛、头痛、牙痛等。

## 【精准定位】
在臂后区，肘尖（EX-UE1）与肩峰角连线上，肘尖（EX-UE1）上5寸。

## 【快速取穴】
先取肩髎，其与肘尖连线上，肘尖上7横指处即是。

## 【局部解剖】
在肱三头肌腹的中间；有中侧副动脉、静脉；布有臂背侧皮神经及桡神经。

 操作

直刺0.7~1.2寸；可灸。

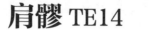
# 臑会 TE13

臑，上臂肌肉隆起处；会，交会。穴在上臂肌肉隆起处，为三焦经和阳维脉之交会处。

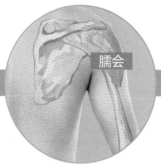

【主治】
肩胛肿痛、肩臂酸痛等。

【精准定位】
在臂后区，肩峰角下3寸，三角肌的后下缘。

【快速取穴】
先找到肩髎，其与肘尖连线上，肩髎下4横指处即是。

【局部解剖】
在肱三头肌长头与外侧头之间；有中侧副动脉、静脉；布有前臂背侧皮神经，桡神经肌支，深层为桡神经。

直刺0.8~1.3寸；可灸。

# 肩髎 TE14

肩，肩部；髎，骨隙。穴在肩部骨隙中。

【主治】
肩胛肿痛、肩臂疼痛、中风偏瘫、荨麻疹等。

【精准定位】
在三角肌区，肩峰角与肱骨大结节两骨间凹陷中。

【快速取穴】
外展上臂，肩峰后下方呈现凹陷处即是。

【局部解剖】
在三角肌中；有旋肱后动脉；布有腋神经的肌支。

直刺0.7~1.3寸；可灸。

# 天髎 TE15

天，天空；髎，骨隙。穴在肩胛冈上方之骨隙中。

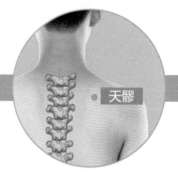

【主治】
肩臂疼痛、颈项僵硬疼痛、胸中烦满等。

【精准定位】
在肩胛区，肩胛骨上角骨际凹陷中。

【快速取穴】
肩胛部，肩胛骨上角的凹陷处即是。

【局部解剖】
有斜方肌、冈上肌；有颈横动脉降支，深层为肩胛上动脉肌支；布有第1胸神经后支外侧皮支，副神经，深层为肩胛上神经肌支。

直刺0.4~0.6寸；可灸。

# 天牖 TE16

天，天空；牖，窗。穴在侧颈部上方，巧善开窍，犹如门窗，故名天牖。

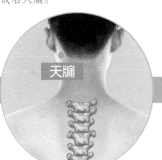

**【主治】**

头痛、头晕、颈肩酸痛、目痛、耳鸣等。

**【精准定位】**

在颈部，横平下颌角，胸锁乳突肌的后缘凹陷中。

**【快速取穴】**

找到下颌角，胸锁乳突肌后缘，平下颌角的凹陷处即是。

**【局部解剖】**

在胸锁乳突肌后缘；有枕动脉肌支，耳后动脉、静脉及颈后浅静脉；布有枕小神经干，深层为副神经，颈神经。

 **操作**

直刺 0.5~0.7 寸；可灸。

# 翳风 TE17

翳，遮蔽；风，风邪。穴当耳垂后方，为遮蔽风邪之处。

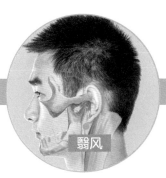

**【主治】**

打嗝、中耳炎、三叉神经痛、牙痛、颊肿、失眠等。

**【精准定位】**

在颈部，耳垂后方，乳突下端前方凹陷中。

**【快速取穴】**

头偏向一侧，将耳垂下压所覆盖范围中的凹陷处即是。

**【局部解剖】**

有耳后动脉、静脉，颈外浅静脉；布有耳大神经，深部为面神经干从颅骨穿出处。

 **操作**

直刺 0.5~0.7 寸；可灸。

# 瘈脉 TE18

瘈，瘈疭；脉，指络脉。穴在耳后络脉，有治瘈疭的作用。

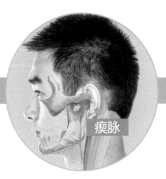

**【主治】**

头痛、耳聋、耳鸣、小儿惊风、呕吐等。

**【精准定位】**

在头部，乳突中央，角孙（TE20）与翳风（TE17）沿耳轮弧形连线上 2/3 与下 1/3 交点处。

**【快速取穴】**

翳风和角孙沿耳轮后缘作弧形连线，连线的中、下 1/3 交点处即是。

**【局部解剖】**

在耳后肌上；有耳后动脉、静脉；布有耳大神经耳后支。

 **操作**

平刺 0.3~0.5 寸，或点刺静脉出血；可灸。

# 颅息 TE19

颅，头颅；息，安宁。穴在头颅部，可安脑宁神。

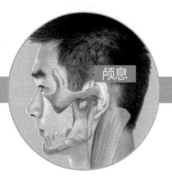

【主治】

耳鸣、头痛、耳聋、小儿惊风、呕吐等。

【精准定位】

在头部，角孙穴（TE20）与翳风（TE17）沿耳轮弧形连线的上 1/3 与下 2/3 交点处。

【快速取穴】

翳风和角孙之间沿耳轮后缘作弧线连线，连线的上、中 1/3 交点处。

【局部解剖】

在耳后肌上；有耳后动脉、静脉；布有耳大神经耳后支。

平刺 0.3~0.5 寸；可灸。

# 角孙 TE20

角，角隅；孙，孙络。穴在颞颥部，相当于耳上角对应处，而有孙络。

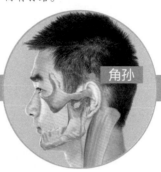

【主治】

目赤肿痛、牙痛、头痛、颈项僵硬等。

【精准定位】

在头部，耳尖正对发际处。

【快速取穴】

在头部，将耳郭折叠向前，找到耳尖，耳尖直上入发际处即是。

【局部解剖】

有耳上肌；颞浅动脉、静脉耳前支；布有耳颞神经分支。

操作
平刺 0.3~0.5 寸；可灸。

# 耳门 TE21

耳，耳窍；门，门户。穴在耳前，犹如耳之门户。

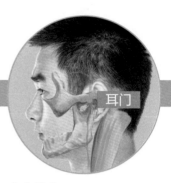

【主治】

耳鸣、耳聋、耳道流脓、中耳炎、牙痛等。

【精准定位】

在耳区，耳屏上切迹与下颌骨髁突之间的凹陷中。

【快速取穴】

耳屏上缘的前方，张口有凹陷处即是。

【局部解剖】

有颞浅动脉、静脉耳前支；布有耳颞神经、面神经分支。

直刺 0.5~0.7 寸；可灸。

# 耳和髎 TE22

耳，耳窍；和，调和；髎，骨隙。穴当耳前骨的前表陷隙中，可调耳和声。

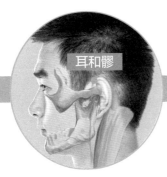

# 丝竹空 TE23

丝竹，即细竹；空，空隙。眉毛，状如细竹，穴在眉梢之凹陷处。

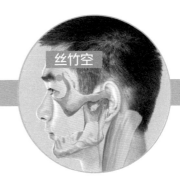

【主治】

牙关拘急、口眼歪斜、头重痛、耳鸣等。

【主治】

头痛、头晕、目赤肿痛等。

【精准定位】

在头部，鬓发后缘，耳郭根的前方，颞浅动脉的后缘。

【精准定位】

在面部，眉梢凹陷中。

【快速取穴】

在头侧部，鬓发后缘作垂直线，耳郭根部作水平线，二者交点处。

【快速取穴】

在面部，眉毛外侧缘眉梢凹陷处。

【局部解剖】

有颞肌和颞浅动脉、静脉；布有耳颞神经分支，面神经颞支。

【局部解剖】

有眼轮匝肌；颞浅动脉、静脉额支；布有面神经颧眶支及耳郭神经分支。

 操作

平刺 0.5~0.7 寸；可灸。

 操作

平刺 0.5~1.2 寸；可以艾条灸。

# 足少阳胆经经穴

足少阳胆经在目外眦与手少阳三焦经衔接，联系的脏腑器官有目、耳，属胆，络肝，在足大趾趾甲后与足厥阴肝经相接。胆经贯穿全身上下，能解决身体很多问题，它是众人喜爱的"明星"经脉。

## 胆经小百科

###  命名由来

足少阳胆经为行走于下肢及胸腹部外侧面部、头部侧面，内属于胆，阳气较少的经脉。

###  腧穴小结

足少阳胆经穴位一侧44穴，左右两侧共88穴，其中16穴分布于下肢的外侧面，28穴在臀部、侧胸部、侧头部等。首穴为瞳子髎，末穴为足窍阴。

### ➕ 主治病候

头面五官病：侧头、目、耳、咽喉病等。
肝胆病：黄疸、口苦等。
热病、神志病：发热、癫狂等。
其他病症：下肢痹痛、麻木、不遂等。

## 胆经异常易出现疾病

### 经络症

口苦口干、偏头痛、白发、脱发、怕冷怕热、经脉所过部位肿痛、膝或踝关节痛、坐骨神经痛。

### 脏腑症

胸胁苦满、胆怯易惊、食欲不振、喜叹气、失眠、易怒、皮肤萎黄、便秘等。

### 亢进热证时症状

口苦、胸胁胀满、颈或下颌疼痛、喉咙不适、失眠、头痛、便秘、髀或腿膝胫踝外侧痉挛疼痛、足下热。

### 衰弱寒证时症状

虚弱、关节肿胀、下肢无力、目黄、吐苦水、嗜睡、夜汗、惊悸叹气、呼吸沉闷、便溏。

## 胆经循行路线

足少阳胆经从内眼角外的瞳子髎开始，往上行到前额位置，随后下行到耳背的风池；从肩周的侧边，历经肩膀，进到颈部的上窝位置；到腋窝下，顺着胸腔的侧边，到髋关与眼外角的支脉汇合，再到下肢两侧的中心线往下滑。从外踝前边，再从足背到足第四趾的两侧端足窍阴。

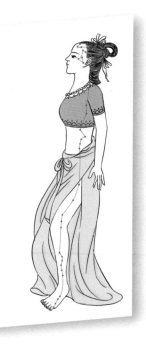

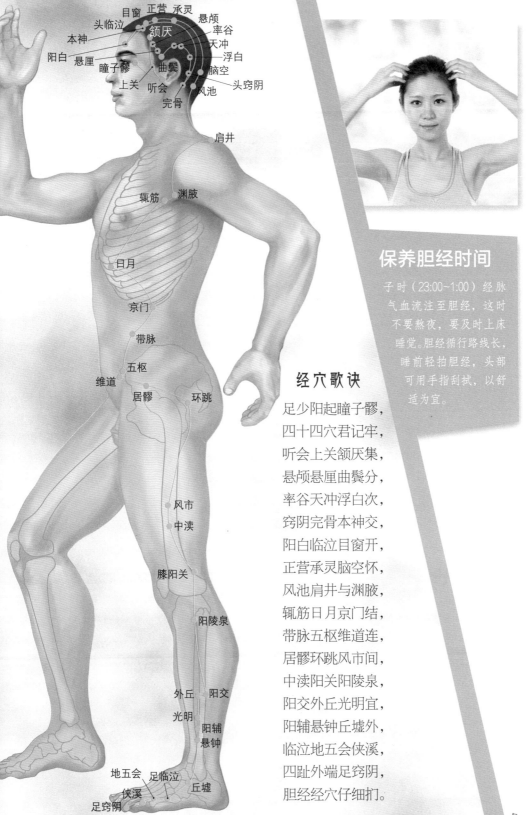

目窗　正营　承灵　悬颅
头临泣
本神
阳白　　　　领厌　　率谷
悬厘　　　　　　天冲
瞳子髎　　曲鬓　　　浮白
上关　听会　　　　脑空
　　　完骨　风池　头窍阴
肩井
辄筋　渊腋
日月
京门
带脉
五枢
维道
居髎　环跳
风市
中渎
膝阳关
阳陵泉
外丘　阳交
光明
阳辅
悬钟
地五会　足临泣
侠溪　　　丘墟
足窍阴

## 保养胆经时间

子时（23:00~1:00）经脉气血流注至胆经，这时不要熬夜，要及时上床睡觉。胆经循行路线长，睡前轻拍胆经，头部可用手指刮拭，以舒适为宜。

## 经穴歌诀

足少阳起瞳子髎，
四十四穴君记牢，
听会上关领厌集，
悬颅悬厘曲鬓分，
率谷天冲浮白次，
窍阴完骨本神交，
阳白临泣目窗开，
正营承灵脑空怀，
风池肩井与渊腋，
辄筋日月京门结，
带脉五枢维道连，
居髎环跳风市间，
中渎阳关阳陵泉，
阳交外丘光明宜，
阳辅悬钟丘墟外，
临泣地五会侠溪，
四趾外端足窍阴，
胆经经穴仔细扪。

# 瞳子髎 GB1

瞳子，即瞳孔；髎，骨隙。穴在眼角外方骨隙中，横对瞳孔。

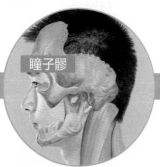

【主治】

目痛、角膜炎、青光眼、视神经萎缩等。

【精准定位】

在面部，目外眦外侧 0.5 寸凹陷中。

【快速取穴】

正坐，目外眦旁，眼眶外侧缘处。

【局部解剖】

有眼轮匝肌，深层为颞肌；当颧眶动脉、静脉分布处；布有颧面神经和颧颞神经，面神经的额颞支。

操作

向后斜刺 0.5~0.8 寸；可灸。

# 听会 GB2

听，听觉；会，聚会。穴在耳前，功司耳闻，为耳部经气聚会之处。

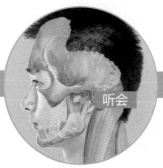

【主治】

头痛、下颌关节炎、口眼歪斜、耳鸣、耳聋等。

【精准定位】

在面部，耳屏间切迹与下颌骨髁突之间的凹陷中。

【快速取穴】

正坐，耳屏下缘前方，张口有凹陷处即是。

【局部解剖】

有颞浅动脉耳前支，深部为颈外动脉及面后静脉；布有耳大神经，皮下为面神经。

操作

直刺 0.3~0.7 寸；可灸。

# 上关 GB3

上，上方；关，关界。关，指颧骨弓，穴当其上缘。

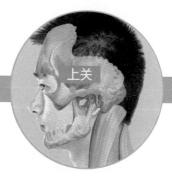

【主治】

头痛、眩晕、偏风、口眼歪斜、耳鸣、耳聋等。

【精准定位】

在面部，颧弓上缘中央凹陷中。

【快速取穴】

正坐，耳屏往前 2 横指，耳前颧骨弓上缘凹陷处即是。

【局部解剖】

在颞肌中；有颧眶动脉、静脉；布有面神经的颧眶支及三叉神经的分支。

操作

直刺 0.2~0.4 寸；可灸。

# 颔厌 GB4

颔, 下颌; 厌, 顺从。穴在颞颥处, 随咀嚼顺从下颌运动。

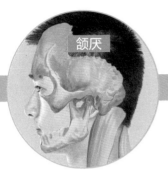

颔厌

**【主治】**
头痛、眩晕、偏头痛、颈项痛、耳鸣、耳聋等。

**【精准定位】**
在头部, 从头维 (ST8) 至曲鬓 (GB7) 的弧形连线上 1/4 与下 3/4 的交点处。

**【快速取穴】**
先找到头维和曲鬓, 两穴连线上 1/4 处即是。

**【局部解剖】**
在颞肌中; 有颞浅动脉、静脉额支; 布有耳颞神经颞支。

 操作

平刺 0.5~1.2 寸; 可灸。

# 悬颅 GB5

悬, 悬挂; 颅, 头颅。穴在颞颥部, 如悬挂在头颅之两侧。

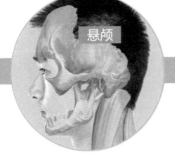

悬颅

**【主治】**
偏头痛、目外眦红肿、牙痛、神经衰弱等。

**【精准定位】**
在头部, 从头维 (ST8) 至曲鬓 (GB7) 的弧形连线的中点处。

**【快速取穴】**
先找到头维和曲鬓, 两穴连线中点处即是。

**【局部解剖】**
在颞肌中; 有颞浅动脉、静脉额支; 布有耳颞神经颞支。

操作

平刺 0.5~1.2 寸; 可灸。

# 悬厘 GB6

悬, 悬垂; 厘, 同"毛", 指头发。穴在颞颥部, 位于悬垂的长发之中。

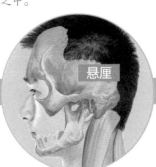

悬厘

**【主治】**
热病汗不出、头痛、眩晕、三叉神经痛等。

**【精准定位】**
在头部, 从头维 (ST8) 至曲鬓 (GB7) 的弧形连线上 3/4 与下 1/4 的交点处。

**【快速取穴】**
先找到头维和曲鬓, 两穴连线下 1/4 处即是。

**【局部解剖】**
在颞肌中; 有颞浅动脉、静脉额支; 布有耳颞神经颞支。

 操作

平刺 0.5~0.8 寸; 可灸。

# 曲鬓 GB7

曲，弯曲；鬓，鬓发。穴在耳上鬓发边际的弯曲处。

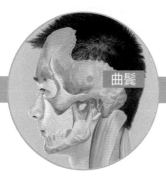

【主治】
头痛、眩晕、口眼歪斜、牙痛、颊肿等。

【精准定位】
在头部，耳前鬓角发际后缘与耳尖水平线的交点处。

【快速取穴】
在耳前鬓角发际后缘作垂直线，与耳尖水平线相交处即是。

【局部解剖】
在颞肌中；有颞浅动脉、静脉额支；布有耳颞神经颞支。

 操作

向后平刺 0.5~0.8 寸；可灸。

# 率谷 GB8

率，统率；谷，山谷。穴在耳上，为以"谷"命名诸穴的最高者，如诸谷的"统帅"。

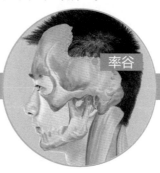

【主治】
头痛、眩晕、小儿惊风、胃寒、呕吐等。

【精准定位】
在头部，耳尖直上入发际1.5寸。

【快速取穴】
先找到角孙，直上2横指处即是。

【局部解剖】
在颞肌中；有颞浅动脉、静脉顶支；布有耳颞神经和枕大神经会合支。

 操作

平刺 0.5~0.8 寸；可灸。

# 天冲 GB9

天，天空，指头部；冲，冲出。穴在头部两侧，胆经气血在本穴冲向巅顶。

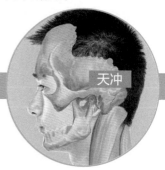

【主治】
头痛、眩晕、癫痫、呕吐、牙龈肿痛等。

【精准定位】
在头部，耳根后缘直上，入发际2寸。

【快速取穴】
耳根后缘，直上入发际3横指处即是。

【局部解剖】
有耳后动脉、静脉；布有枕大神经支。

 操作

平刺 0.5~1.0 寸；可灸。

# 浮白 GB10

浮，浮浅；白，光明。穴位于体表浮浅部位，有清头明目之功。

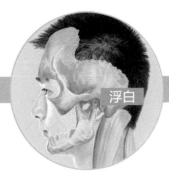

## 【主治】
头痛、发白、颈项强痛、胸痛、打嗝、耳聋等。

## 【精准定位】
在头部，耳后乳突的后上方，天冲（GB9）与完骨（GB12）弧形连线上 1/3 与下 2/3 交点处。

## 【快速取穴】
先找到天冲和完骨，二者弧形连线上 1/3 处即是。

## 【局部解剖】
有耳动脉、静脉分支；布有枕大神经之分支。

 **操作**

平刺 0.5~0.8 寸；可灸。

# 头窍阴 GB11

头，头部；窍，空窍；阴，阴阳之阴。肝肾属阴，开窍于耳目。穴在头部，可调治耳目之疾。

## 【主治】
头痛、眩晕、耳鸣、耳聋、牙痛、口苦等。

## 【精准定位】
在头部，耳后乳突的后上方，天冲（GB9）与完骨（GB12）弧形连线上 2/3 与下 1/3 交点处。

## 【快速取穴】
先找到天冲和完骨，二者弧形连线下 1/3 处即是。

## 【局部解剖】
有耳后动脉、静脉之支；布有枕大神经和枕小神经会合支。

 **操作**

平刺 0.5~0.8 寸；可灸。

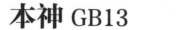

# 完骨 GB12

完骨，即颞骨乳突。穴在耳后颞骨乳突下缘。

# 本神 GB13

本，根本；神，神志。穴在前发际神庭旁。内为脑之所在。

# 阳白 GB14

阳，阴阳之阳；白，光明。头为阳，穴在头面部，有明目之功。

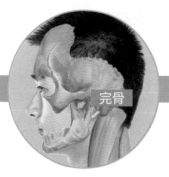

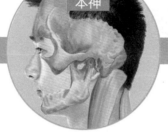

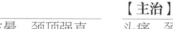

完骨 / 本神 / 阳白

## 【主治】

头痛、眩晕、耳鸣、耳聋、失眠、失语症等。

## 【主治】

头痛、眩晕、颈项强直、中风、小儿惊风等。

## 【主治】

头痛、颈项强直、角膜痒痛、近视、面瘫等。

## 【精准定位】

在头部，耳后乳突的后下方凹陷中。

## 【精准定位】

在头部，前发际上 0.5 寸，头正中线旁开 3 寸。

## 【精准定位】

在头部，眉上 1 寸，瞳孔直上。

## 【快速取穴】

耳后下方，可摸到一明显突起，其后下方凹陷处即是。

## 【快速取穴】

正坐，从外眼角直上入前发际半横指，按压有酸痛感处即是。

## 【快速取穴】

正坐，眼向前平视，自瞳孔直上，眉上 1 横指处即是。

## 【局部解剖】

在胸锁乳突肌附着处上方；有耳后动脉、静脉之支；布有枕小神经本干。

## 【局部解剖】

在额肌中；有颞浅动脉、静脉额支和额动脉、静脉外侧支；布有额神经外侧支。

## 【局部解剖】

在额肌中；有额动脉、静脉外侧支；布有额神经外侧支。

 操作

 操作

操作

直刺 0.3~0.5 寸；可灸。

平刺 0.5~0.7 寸；可灸。

平刺 0.3~0.5 寸；可灸。

# 头临泣 GB15

头，头部；临，调治；泣，流泪。穴在头部，可调治迎风流泪等病。

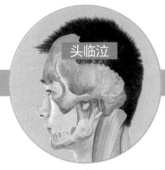

【主治】
头痛、目眩、目赤肿痛、耳鸣、耳聋等。

【精准定位】
在头部，前发际上 0.5 寸，瞳孔直上。

【快速取穴】
正坐，眼向前平视，自瞳孔直上，入发际半横指处即是。

【局部解剖】
在额肌中；有额动脉、静脉；布有额神经内、外会合支。

 操作

平刺 0.3~0.7 寸；可灸。

# 目窗 GB16

目，眼睛；窗，窗户。穴在眼的上方，善治目疾，犹如眼目之窗。

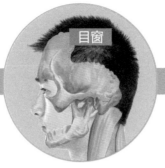

【主治】
头痛、头晕、小儿惊风、白内障、近视等。

【精准定位】
在头部，前发际上 1.5 寸，瞳孔直上。

【快速取穴】
正坐，眼向前平视，自瞳孔直上，入发际 2 横指处即是。

【局部解剖】
在帽状腱膜中；有颞浅动脉、静脉额支；布有额神经内、外侧支会合支。

 操作

平刺 0.5~0.8 寸；可灸。

# 正营 GB17

正，正当；营，同"荣"。正营，惶恐不安的意思。本穴主治惶恐不安等神志病。

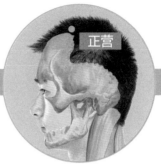

【主治】
头痛、头晕、目痛、眩晕、呕吐、惶恐不安等。

【精准定位】
在头部，前发际上 2.5 寸，瞳孔直上。

【快速取穴】
取前发际作一水平线，与瞳孔作一垂直线，两线交点处向上 2.5 寸即是。

【局部解剖】
在帽状腱膜中；有颞浅动脉、静脉顶支和枕动脉、静脉吻合支；布有额神经和枕大神经的会合支。

操作

平刺 0.5~0.8 寸；可灸。

# 承灵 GB18

承，承受；灵，神灵。脑主神灵，故脑上顶骨又称天灵骨，穴就在其外下方。

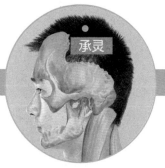

【主治】
头痛、眩晕、目痛、风寒、鼻塞、鼻出血等。

【精准定位】
在头部，前发际上4寸，瞳孔直上。

【快速取穴】
百会向前1横指作一水平线，再与瞳孔作一垂直线，两条线交点处。

【局部解剖】
在帽状腱膜中；有枕动脉、静脉分支；布有枕大神经之支。

 操作

平刺0.5~0.8寸；可灸。

# 脑空 GB19

脑，脑髓；空，空窍。穴在枕骨外侧，内通脑窍，主治脑病。

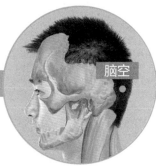

【主治】
头痛、耳聋、癫痫、眩晕、身热、颈强、惊悸等。

【精准定位】
在头部，横平枕外隆凸的上缘，风池（GB20）直上。

【快速取穴】
后脑勺摸到隆起的最高骨作水平线，与头正中线交点旁开3横指处。

【局部解剖】
在枕肌中；有枕动脉、静脉分支；布有枕大神经之支。

 操作

平刺0.5~0.8寸；可灸。

# 风池 GB20

风，风邪；池，池塘。穴在枕骨下，局部凹陷如池，乃祛风之要穴。

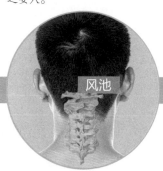

【主治】
外感发热、头痛、眩晕、荨麻疹、小儿脊柱侧弯等。

【精准定位】
在颈后区，枕骨之下，胸锁乳突肌上端与斜方肌上端之间的凹陷中。

【快速取穴】
正坐，后头骨下两条大筋外缘陷窝中，与耳垂齐平处即是。

【局部解剖】
在胸锁乳突肌与斜方肌上端附着之间，深层为头夹肌；有枕动脉、静脉分支；布有枕小神经之支。

操作

向鼻尖方向刺0.5~0.9寸；可灸。

# 肩井 GB21

肩，肩部；井，水井。穴在肩上，局部凹陷如井。

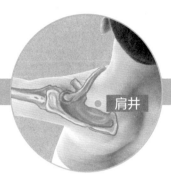

肩井

## 【主治】
肩臂疼痛、落枕、颈椎病、肩周炎、抑郁症、乳房胀痛、小儿脊柱侧弯等。

## 【精准定位】
在肩胛区，第 7 颈椎棘突与肩峰最外侧点连线的中点。

## 【快速取穴】
先找到大椎，再找到锁骨肩峰端，二者连线中点即是。

## 【局部解剖】
有斜方肌，深层为肩胛提肌与冈上肌；有颈横动脉、静脉分支；布有腋神经分支及外侧锁骨上神经，深层上方为桡神经。

 操作

直刺 0.3~0.5 寸；可灸。

# 渊腋 GB22

渊，深潭；腋，腋部。穴在腋下。

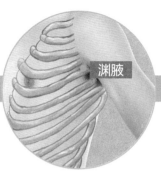

渊腋

## 【主治】
胸满、胁痛、腋下汗多、腋下肿、臂痛不举等。

## 【精准定位】
在胸外侧区，第 4 肋间隙中，在腋中线上。

## 【快速取穴】
正坐举臂，在腋中线上，第 4 肋间隙中即是。

## 【局部解剖】
有前锯肌和肋间内肌、外肌；有胸腹壁静脉，胸外侧动脉、静脉及第 4 肋间动脉、静脉；布有第 4 肋间神经外侧皮支，胸长神经之支。

操作

斜刺或平刺 0.5~0.8 寸；可灸。

# 辄筋 GB23

辄，车耳，马车的护轮板；筋，筋肉。两侧胁肋肌肉隆起，形如车耳，穴在其处。

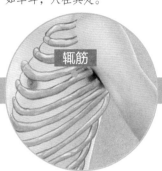

辄筋

## 【主治】
咳嗽、气喘、呕吐、肋间神经痛等。

## 【精准定位】
在胸外侧区，第 4 肋间隙中，腋中线前 1 寸。

## 【快速取穴】
正坐举臂，从渊腋向前下 1 横指处即是。

## 【局部解剖】
在胸大肌外缘，有前锯肌，肋间肌；有胸外侧动脉、静脉；布有第 4 肋间神经外侧皮支。

操作

斜刺或平刺 0.5~0.8 寸；可灸。

# 日月 GB24

日，太阳；月，月亮。日为阳，指胆；月为阴，指肝。此为治肝胆疾病的要穴。

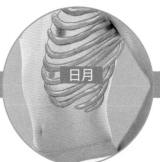

**【主治】**
肋间神经痛、肝炎、抑郁症、口苦、胆囊炎等。

**【精准定位】**
在胸部，第7肋间隙，前正中线旁开4寸。

**【快速取穴】**
正坐或仰卧，自乳头垂直向下推3个肋间隙，按压有酸胀感处即是。

**【局部解剖】**
有肋间内肌、外肌，肋下缘有腹外斜肌腱膜，腹内斜肌，腹壁横肌；有肋间动脉、静脉；布有第7肋间神经。

 操作

斜刺或平刺0.5~0.8寸；可灸。

# 京门 GB25

京，指京都，意为重要；门，门户。此为肾之募穴，穴之所在为肾气出入的门户。

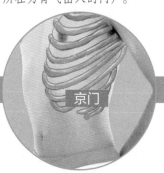

**【主治】**
胁肋痛、腹胀、腹泻、腰痛、尿黄、肾炎等。

**【精准定位】**
在上腹部，第12肋骨游离端下际。

**【快速取穴】**
先找到章门，其后2横指处即是。

**【局部解剖】**
有腹内斜肌、外斜肌及腹横肌；有第11肋间动脉、静脉；布有第11肋间神经。

操作

直刺0.5~0.8寸；可灸。

# 带脉 GB26

带，腰带；脉，经脉。穴属胆经，交会在带脉之上。

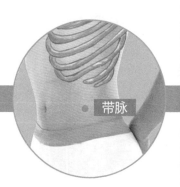

**【主治】**
月经不调、赤白带下、闭经、痛经、不孕等。

**【精准定位】**
在侧腹部，第11肋骨游离端垂线与脐水平线的交点上。

**【快速取穴】**
腋中线与肚脐水平线相交处即是。

**【局部解剖】**
有腹内斜肌、外斜肌及腹横肌；有第12肋间动脉、静脉；布有第12肋间神经。

 操作

直刺0.7~1.2寸；可灸。

# 五枢 GB27

五，五个；枢，枢纽。五为中数，少阳主枢；意指穴在人身体中部的枢要之处。

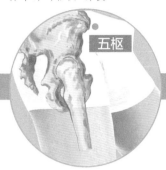

【主治】

月经不调、子宫内膜炎、痛经等。

【精准定位】

在下腹部，横平脐下3寸，髂前上棘内侧。

【快速取穴】

从肚脐向下4横指处作水平线，与髂前上棘相交内侧处即是。

【局部解剖】

有腹内斜肌、外斜肌及腹横肌；有旋髂浅动脉、静脉和旋髂深动脉、静脉；布有髂腹下神经。

 操作

直刺0.7~1.2寸；可灸。

# 维道 GB28

维，维系；道，通道。本穴为胆经与带脉之会，带脉维系诸经。

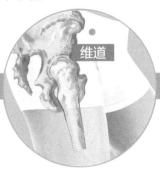

【主治】

四肢浮肿、盆腔炎、附件炎、子宫脱垂等。

【精准定位】

在下腹部，髂前上棘内下0.5寸。

【快速取穴】

先找到五枢，其前下半横指处即是。

【局部解剖】

在髂前上棘内方，有腹内斜肌、外斜肌及腹横肌；有旋髂浅动脉、静脉和旋髂深动脉、静脉；布有髂腹股沟神经。

 操作

直刺0.7~1.2寸；可灸。

# 居髎 GB29

居，居处；髎，近骨之凹陷处。穴居髋骨上凹陷处。

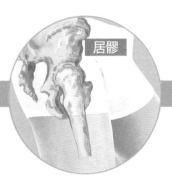

【主治】

腰腿痹痛、月经不调、白带过多等。

【精准定位】

在臀区，髂前上棘与股骨大转子最高点连线的中点处。

【快速取穴】

股骨大转子是髋部最高隆起处，髂前上棘与股骨大转子二者连线中点处即是。

【局部解剖】

有臀中肌、臀下肌；有臀上动脉、静脉下支；布有臀上皮神经及臀上神经。

 操作

直刺0.8~1.4寸；可灸。

# 环跳 GB30

环，环曲；跳，跳跃。穴在髀枢中，髀枢为环曲跳跃的枢纽。

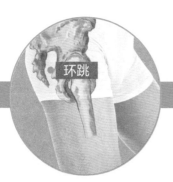

## 【主治】
腰胯疼痛、腰痛、下肢痿痹、坐骨神经痛等。

## 【精准定位】
在臀区，股骨大转子最高点与骶管裂孔连线上的外1/3与内2/3交点处。

## 【快速取穴】
股骨大转子最高点与骶管裂孔作一直线，下2/3处即是。

## 【局部解剖】
有臀大肌，梨状肌下缘；内侧为臀下动脉、静脉；布有臀下皮神经，深部正当坐骨神经。

 操作

直刺2.0~2.5寸；可灸。

# 风市 GB31

风，风邪；市，集市。集市有集散之意，此为疏散风邪之要穴。

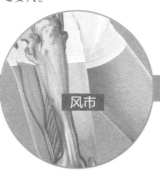

## 【主治】
眩晕、中风、半身不遂、下肢痿痹、神经性皮炎、皮肤瘙痒、荨麻疹等。

## 【精准定位】
在股部，直立垂手，掌心贴于大腿时，中指指尖所指凹陷中，髂胫束后缘。

## 【快速取穴】
直立垂手指，手掌并拢伸直，中指指尖处即是。

## 【局部解剖】
在阔筋膜下，股外侧肌中；有旋股外侧动脉、静脉肌支；布有股外侧皮神经，股神经肌支。

操作

直刺0.8~1.3寸；可灸。

# 中渎 GB32

中，中间；渎，小的沟渠。穴在股外侧两筋之间，如在沟渎之中。

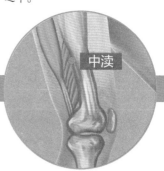

## 【主治】
胆结石、下肢痿痹、半身不遂、坐骨神经痛等。

## 【精准定位】
在股部，腘横纹上7寸，髂胫束后缘。

## 【快速取穴】
先找到风市，直下3横指处即是。

## 【局部解剖】
在阔筋膜下，股外侧肌中；有旋股外侧动脉、静脉肌支；布有股外侧皮神经，股神经肌支。

 操作

直刺0.8~1.3寸；可灸。

# 膝阳关 GB33

膝，膝部；阳，阴阳之阳；关，机关。外为阳。穴在膝关节外侧。

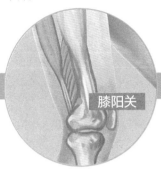

## 【主治】
膝关节肿痛、腘筋挛急、小腿麻木等。

## 【精准定位】
在膝部，股骨外上髁后上缘，股二头肌腱与髂胫束之间的凹陷中。

## 【快速取穴】
屈膝90°，膝上外侧有一高骨，其上方有一凹陷处即是。

## 【局部解剖】
在髂胫束后方，股二头肌腱前方；有膝上外侧动脉、静脉；布有股外侧皮神经末支。

 操作

直刺 0.8~1.3 寸；可灸。

# 阳陵泉 GB34

阳，阴阳之阳；陵，丘陵；泉，水泉。外为阳，膝外侧腓骨小头隆起如陵，穴在其下陷中，犹如水泉。

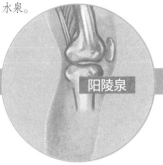

## 【主治】
耳鸣、耳聋、口苦、坐骨神经痛、腿抽筋、脂溢性皮炎、乳房胀痛、胆囊炎等。

## 【精准定位】
在小腿外侧，腓骨头前下方凹陷中。

## 【快速取穴】
屈膝90°，膝关节外下方，腓骨头前下方凹陷处即是。

## 【局部解剖】
在腓骨长肌、短肌中；有膝下外侧动脉、静脉；当腓总神经分为腓浅神经及腓深神经处。

 操作

直刺 0.6~1.2 寸；可灸。

# 阳交 GB35

阳，阴阳之阳；交，交会。外为阳，穴在小腿外侧，与膀胱经交会。

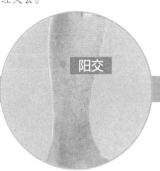

## 【主治】
膝痛、足胫痿痹、面部浮肿、坐骨神经痛等。

## 【精准定位】
在小腿外侧，外踝尖上 7 寸，腓骨后缘。

## 【快速取穴】
腘横纹头与外踝尖连线上，中点向下 1 横指，腓骨后缘处即是。

## 【局部解剖】
在腓骨长肌附着部；有腓动脉、静脉分支；布有腓肠肌外侧皮神经。

操作

直刺 0.6~1.2 寸；可灸。

# 外丘 GB36

外，内外之外；丘，丘陵。穴在外踝上方，局部肌肉隆起如丘。

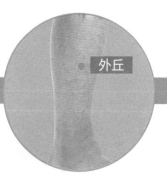

【主治】
癫疾呕沫、腹痛、脚气、小腿抽筋等。

【精准定位】
在小腿外侧，外踝尖上7寸，腓骨前缘。

【快速取穴】
腘横纹头与外踝尖连线上，中点向下1横指，腓骨前缘处即是。

【局部解剖】
在腓骨长肌和趾总伸肌之间，深层为腓骨短肌；有胫前动脉、静脉肌支；布有腓浅神经。

 操作

直刺0.6~1.2寸；可灸。

# 光明 GB37

光明，即明亮的意思。为胆经络穴，主治目疾，使之重见光明。

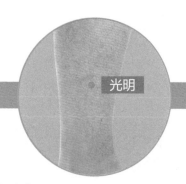

【主治】
目赤肿痛、目视不明、偏头痛等。

【精准定位】
在小腿外侧，外踝尖上5寸，腓骨前缘。

【快速取穴】
先找到悬钟，其上3横指，腓骨前缘即是。

【局部解剖】
在趾长伸肌和腓骨短肌之间；有胫前动脉、静脉分支；布有腓浅神经。

 操作

直刺0.5~0.8寸；可灸。

# 阳辅 GB38

阳，阴阳之阳；辅，辅助。外为阳；辅，指辅骨，即腓骨。穴在小腿外侧腓骨前。

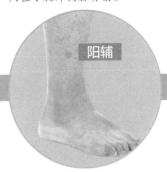

阳辅

【主治】
胸胁痛、下肢外侧痛、膝下浮肿等。

【精准定位】
在小腿外侧，外踝尖上4寸，腓骨前缘。

【快速取穴】
先找到悬钟，其上1横指，腓骨前缘即是。

【局部解剖】
在趾长伸肌和腓骨短肌之间；有胫前动脉、静脉分支；布有腓浅神经。

 **操作**

直刺0.5~0.8寸；可灸。

# 悬钟 GB39

悬，悬挂；钟，钟铃。穴当外踝上，是古时小儿悬挂脚铃处。别名绝骨。

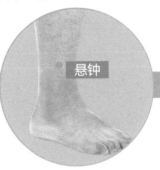

悬钟

【主治】
颈项僵硬、半身不遂、头晕、耳鸣、高血压等。

【精准定位】
在小腿外侧，外踝尖上3寸，腓骨前缘。

【快速取穴】
外踝尖直上4横指处，腓骨前缘处即是。

【局部解剖】
在腓骨短肌与趾长伸肌分歧处；有胫前动脉、静脉分支；布有腓浅神经。

 **操作**

直刺0.5~0.8寸；可灸。

# 丘墟 GB40

丘，小土堆；墟，大土堆。本穴在外踝（如墟）与跟骨滑车突（如丘）之间。

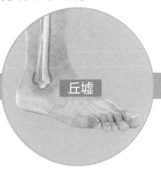

丘墟

【主治】
胸胁痛、髋关节疼痛、下肢酸痛等。

【精准定位】
在踝区，外踝的前下方，趾长伸肌腱的外侧凹陷中。

【快速取穴】
脚掌背伸，足背可见明显趾长伸肌腱，其外侧、足外踝前下方凹陷处即是。

【局部解剖】
在趾短伸肌起点；有外踝前动脉、静脉分支；布有足背中间皮神经分支及腓浅神经分支。

**操作**

直刺0.5~0.7寸；可灸。

# 足临泣 GB41

足,足部;临,调治;泣,流泪。穴在足部,可调治迎风流泪等眼部疾病。

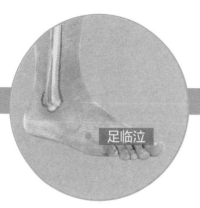

# 地五会 GB42

地,土地;五,五个;会,会合。地在下,指足部。足部胆经穴有五个,本穴居其中。

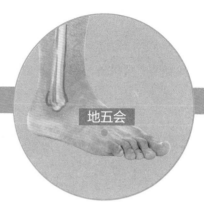

## 【主治】

头痛、目赤肿痛、牙痛、乳痈、胁肋痛、白带过多等。

## 【主治】

头痛、目眩、目赤肿痛、腋部肿痛、耳聋等。

## 【精准定位】

在足背,第4、5跖骨底结合部的前方,第5趾长伸肌腱外侧凹陷中。

## 【精准定位】

在足背,第4、5跖骨间,第4跖趾关节近端凹陷中。

## 【快速取穴】

坐位,小趾长伸肌腱外侧凹陷中,按压有酸胀感处即是。

## 【快速取穴】

坐位,小趾向上翘起,小趾长伸肌腱内侧缘处即是。

## 【局部解剖】

有足背静脉网,第4趾背侧动脉、静脉;布有足背中间皮神经。

## 【局部解剖】

皮下有足背静脉网,第4趾背侧动脉、静脉;布有足背中间皮神经。

 操作

直刺 0.5~0.7 寸;可灸。

 操作

直刺 0.5~0.7 寸;不可灸。

# 侠溪 GB43

侠,通"夹"字;溪,沟溪。穴在第4、5趾的夹缝间,局部犹如沟溪。

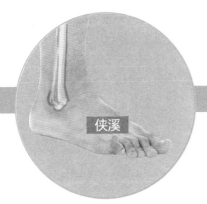

侠溪

# 足窍阴 GB44

足,足部;窍,孔窍;阴,阴阳之阴。肾肝属阴,开窍于耳目。穴在足部,可治疗耳目之疾。

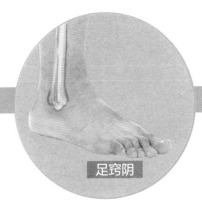

足窍阴

【主治】

头痛、耳鸣、贫血、肋间神经痛、高血压等。

【主治】

偏头痛、目赤肿痛、耳鸣、耳聋、胸胁痛等。

【精准定位】

在足背,第4、5趾间,趾蹼缘后方赤白肉际处。

【精准定位】

在足趾,第4趾末节外侧,趾甲根角侧后方0.1寸(指寸)。

【快速取穴】

坐位,在足背部第4、5两趾之间连接处的缝纹头处即是。

【快速取穴】

坐位,第4趾趾甲外侧缘与下缘各作一垂线,交点处即是。

【局部解剖】

有趾背侧动脉、静脉;布有足背中间皮神经之趾背侧神经。

【局部解剖】

有趾背侧动脉、静脉和跖趾动脉形成的动脉网;布有趾背侧神经。

操作

直刺0.3~0.5寸;可灸。

操作

斜刺或直刺0.1~0.2寸;可灸。

# 足厥阴肝经经穴

　　足厥阴肝经在足大趾趾甲后与足少阳胆经衔接，联系的脏腑器官为肺、胃、肾、眼和咽喉，属肝，络胆，在肺中与手太阴肺经相接。肝和人的情绪紧密相连，肝经出现问题，人的情绪就容易烦躁、低落。

## 肝经小百科

###  命名由来

足厥阴肝经为行走于下肢及胸腹部，内属于肝，阴气少的经脉。

###  腧穴小结

本条经穴一侧穴位14个，左右共28个。下肢一侧12个，左右共24个；胸腹一侧2个，左右共4个。首穴为大敦，末穴为期门。

### ✚ 主治病候

肝胆病：黄疸,胸胁疼痛,呕逆及肝风内动所致的中风、头痛、眩晕、惊风等。

妇科病、前阴病：月经不调、痛经、崩漏等。

其他病症：下肢痹痛、麻木、不遂等。

## 肝经异常易出现疾病

### 经络症

口苦口干、头目晕眩、头顶重坠、眼睛干涩、胸胁胀痛、肋间神经痛、小腹胀痛及经脉所过部位的疾病。

### 脏腑症

情志抑郁、脂肪肝、月经不调、乳腺增生、子宫肌瘤、前列腺肥大、疝气等。

### 亢进热证时症状

头痛、肤黄、腰痛、小便困难、易怒、兴奋易冲动。

### 衰弱寒证时症状

眩晕、面色白、性冷淡、大腿与骨盆疼痛、下肢无力、易倦、视力模糊、易惊恐。

## 肝经循行路线

足厥阴肝经起于足大趾的外侧端，并沿着足背，再经过内踝，一直向上循行于小腿及大腿的内侧，直至股部内侧。再绕过阴部，进入小腹，并在腹部向上走行，在胸胁部与肝及胆连接。经络继续上行，并沿着喉咙，与眼部联系，后出于前额，直达头之巅顶。其中一支脉从眼部向内走，下行至面颊部，并在唇的内部环绕行走。另一支脉则从肝开始，通过横膈膜，向上流注于肺，最后与肺经相连接。

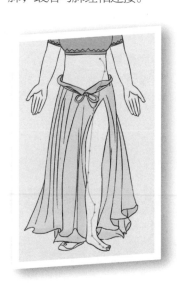

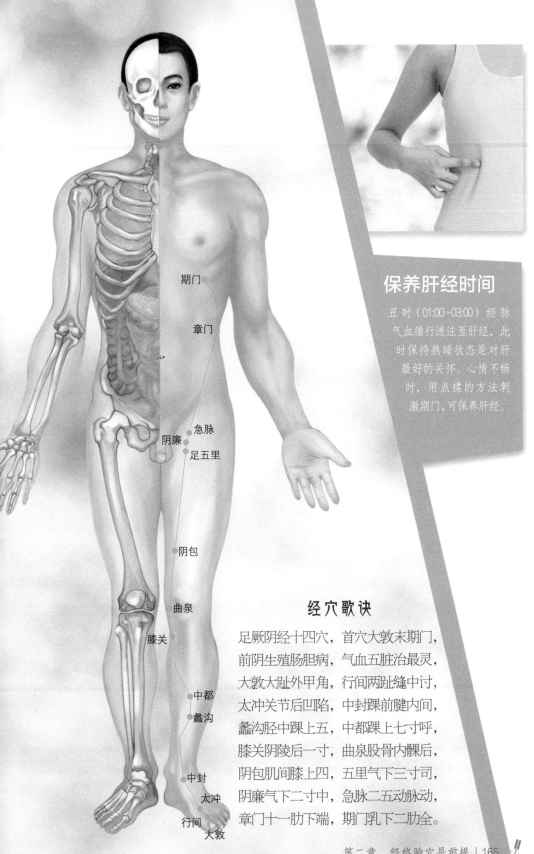

期门

章门

急脉

阴廉

足五里

阴包

曲泉

膝关

中都

蠡沟

中封

太冲

行间

大敦

## 经穴歌诀

足厥阴经十四穴，首穴大敦末期门，
前阴生殖肠胆病，气血五脏治最灵，
大敦大趾外甲角，行间两趾缝中讨，
太冲关节后凹陷，中封踝前腱内间，
蠡沟胫中踝上五，中都踝上七寸呼，
膝关阴陵后一寸，曲泉股骨内髁后，
阴包肌间膝上四，五里气下三寸司，
阴廉气下二寸中，急脉二五动脉动，
章门十一肋下端，期门乳下二肋全。

# 大敦 LR1

大，大小之大，指大趾；敦，敦厚。穴在大趾外侧，肌肉敦厚。

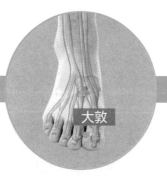

大敦

## 【主治】

闭经、崩漏、遗尿、月经过多、睾丸炎等。

## 【精准定位】

在足趾，大趾末节外侧，趾甲根角侧后方 0.1 寸（指寸）。

## 【快速取穴】

坐位，大趾趾甲外侧缘与下缘各作一垂线，交点处即是。

## 【局部解剖】

有足趾动脉、静脉；布有腓深神经的趾背神经。

 操作

直刺 0.1~0.2 寸或点刺出血；可灸。

# 行间 LR2

行，运行；间，中间。穴在第1、2跖趾关节的前方凹陷中，经气运行其间。

行间

## 【主治】

目赤、头痛、高血压、阳痿、痛经、甲状腺肿大等。

## 【精准定位】

在足背，第1、2趾间，趾蹼缘后方赤白肉际处。

## 【快速取穴】

坐位，在足背部第1、2趾之间连接处的缝纹头处即是。

## 【局部解剖】

有足背静脉网，第1趾背侧动脉、静脉；腓神经的跖背侧神经分为趾背神经的分歧处。

 操作

斜刺 0.5~0.8 寸；可灸。

# 太冲 LR3

太，大；冲，重要部位。穴在足背，脉气盛大，为肝经要穴。

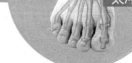

太冲

## 【主治】

失眠、头痛、腰痛、全身胀痛、甲状腺肿大、肝炎、闭经、胆囊炎、胆结石等。

## 【精准定位】

在足背，第1、2跖骨间，跖骨底结合部前方凹陷中，或触及动脉搏动处。

## 【快速取穴】

足背，沿第1、2趾间横纹向足背上推，可感有一凹陷处即是。

## 【局部解剖】

在拇长伸肌腱外缘；有足静脉网，第1跖背侧动脉；布有腓深神经的跖背神经，深层为胫神经及足底内侧神经。

操作

直刺 0.5~1.0 寸；可灸。

# 中封 LR4

中，中间；封，聚土成堆。穴在两踝之间，如土堆之中。

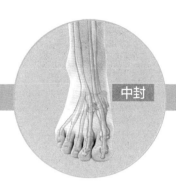

【主治】
内踝肿痛、足冷、小腹痛、嗌干、肝炎等。

【精准定位】
在踝区，内踝前，胫骨前肌肌腱的内侧缘凹陷中。

【快速取穴】
坐位，大脚趾上翘，足背内侧可见两条大筋，二者之间的凹陷处即是。

【局部解剖】
在胫骨前肌腱的内侧；有足背静脉网，布有足背内侧皮神经的分支及隐神经。

 操作

直刺 0.5~0.8 寸；可灸。

# 蠡沟 LR5

蠡，贝壳；沟，水沟。腓肠肌外形酷似贝壳，穴在其前方沟中。

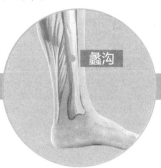

【主治】
疝气、遗尿、阴痛阴痒、月经不调、崩漏等。

【精准定位】
在小腿内侧，内踝尖上5寸，胫骨内侧面的中央。

【快速取穴】
坐位，内踝尖垂直向上7横指，胫骨内侧凹陷处即是。

【局部解剖】
在胫骨内侧下 1/3 处，其内后侧有大隐静脉；布有隐神经的前支。

操作

平刺 0.5~0.8 寸；可灸。

# 中都 LR6

中，中间；都，会聚。穴在小腿内侧中间，为肝经之气深聚之处。

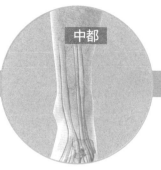

【主治】
疝气、痢疾、小腹痛、遗精、崩漏等。

【精准定位】
在小腿内侧，内踝尖上 7 寸，胫骨内侧面的中央。

【快速取穴】
先找到蠡沟，再向上 3 横指处即是。

【局部解剖】
在胫骨内侧面，其内后侧有大隐静脉；布有隐神经的中支。

 操作

平刺 0.5~0.8 寸；可灸。

# 膝关 LR7

膝，膝部；关，关节。穴在膝关节附近。

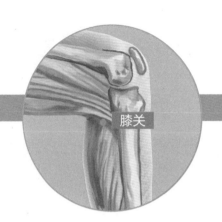

## 【主治】
膝髌肿痛、膝关节痛、下肢痿痹等。

## 【精准定位】
在膝部，胫骨内侧髁的下方，阴陵泉（SP9）后1寸。

## 【快速取穴】
先找到阴陵泉，向后1横指，可触及一凹陷处即是。

## 【局部解剖】
在胫骨髁内侧后下方，腓肠肌内侧头的上部；深部有胫后动脉；布有腓肠肌内侧皮神经，深层为胫神经。

 操作

直刺0.8~1.3寸；可灸。

# 曲泉 LR8

曲，弯曲；泉，水泉。穴在腘窝横纹内侧端，屈膝时局部呈凹陷如泉。

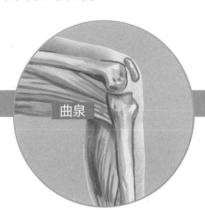

## 【主治】
月经不调、子宫脱垂、乳腺增生、阳痿等。

## 【精准定位】
在膝部，腘横纹内侧端，半腱肌肌腱内缘凹陷中。

## 【快速取穴】
膝内侧，屈膝时可见膝关节内侧面横纹端，其横纹头凹陷处即是。

## 【局部解剖】
在胫内髁后缘，半膜肌、半腱肌止端之上方；有大隐静脉，膝最上动脉；布有隐神经，闭孔神经，深部为胫神经。

 操作

直刺0.8~1.3寸；可灸。

# 阴包 LR9

阴，阴阳之阴；包，通"胞"。穴在大腿内侧，主子宫疾病。

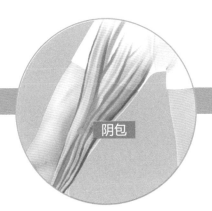

# 足五里 LR10

足，下肢；五，数词；里，古代有以里为寸之说。穴在下肢，约当箕门上5寸。

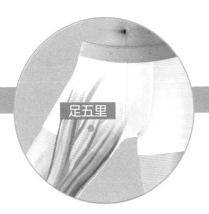

## 【主治】
月经不调、腰骶痛、小便难、遗尿等。

## 【主治】
腹胀、小便不通、阴囊湿痒、风痨等。

## 【精准定位】
在股前区，髌底上4寸，股薄肌与缝匠肌之间。

## 【精准定位】
在股前区，气冲（ST30）直下3寸，动脉搏动处。

## 【快速取穴】
大腿内侧，膝盖内侧上端，直上5横指处即是。

## 【快速取穴】
先取气冲，直下4横指处即是。

## 【局部解剖】
在股内侧肌与缝匠肌之间，内收长肌中点，深层为内收短肌；有股动脉、静脉，旋股内侧动脉浅支；布有股前皮神经，闭孔神经浅支、深支。

## 【局部解剖】
有内收长肌，内收短肌；有股内侧动脉浅支；布有闭孔神经浅支和深支。

 操作

直刺0.8~1.8寸；可灸。

 操作

直刺0.8~1.4寸；可灸。

# 阴廉 LR11

阴，阴阳之阴；廉，边缘。内为阴，穴在大腿内侧
阴器的边缘。

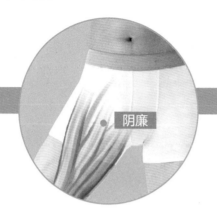

# 急脉 LR12

急，急促；脉，脉气。肝经气血在此吸热后化为
强劲的风气。

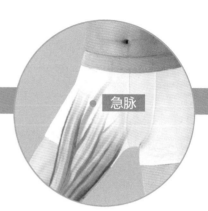

## 【主治】
月经不调、小腹疼痛、下肢痉挛等。

## 【主治】
小腹痛、疝气、阴茎痛、股内侧部疼痛。

## 【精准定位】
在股前区，气冲（ST30）直下2寸。

## 【精准定位】
在腹股沟区，横平耻骨联合上缘，前正
中线旁开2.5寸。

## 【快速取穴】
在大腿内侧，先取气冲，直下3横指处
即是。

## 【快速取穴】
腹股沟动脉搏动处，正中线旁开2.5寸处
即是。

## 【局部解剖】
有内收长肌和内收短肌；有旋股内侧动
脉、静脉的分支；布有股神经的内侧皮
神经支，深层为闭孔神经的浅支和深支。

## 【局部解剖】
有阴部外动脉、静脉分支及腹壁下动脉、
静脉的耻骨支，外方有股静脉；布有髂
腹股沟神经，深层为闭孔神经分支。

 操作

直刺0.8~1.4寸；可灸。

 操作

避开动脉直刺0.5~0.7寸；可灸。

# 章门 LR13

章，同"障"字；门，门户。穴在季肋下，如同屏障内脏之门户。

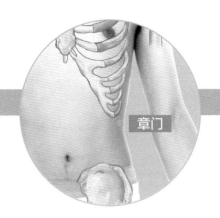

## 【主治】
腹痛、腹胀、口干、口苦、呕吐、打嗝、腹泻等。

## 【精准定位】
在侧腹部，第11肋游离端的下际。

## 【快速取穴】
正坐，屈肘合腋，肘尖所指处，按压有酸胀感处即是。

## 【局部解剖】
有腹内斜肌、外斜肌及腹横肌；有肋间动脉末支；布有第10肋间神经；右侧当肝脏下缘，左侧当脾脏下缘。

 操作

直刺0.5~0.8寸；可灸。

# 期门 LR14

期，周期；门，门户。两侧胁肋如敞开之门户。

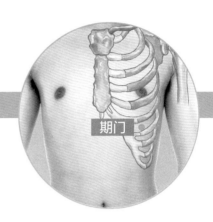

## 【主治】
乳房胀痛、肋间神经痛、肝炎、抑郁症等。

## 【精准定位】
在胸部，第6肋间隙，前正中线旁开4寸。

## 【快速取穴】
正坐或仰卧，自乳头垂直向下推2个肋间隙，按压有酸胀感处即是。

## 【局部解剖】
在第6、7肋间内端，腹内斜肌、外斜肌腱膜中；有第6肋间动脉、静脉；布有第6肋间神经。

 操作

斜刺0.5~0.7寸；可灸。注意右侧期门穴，如果针刺过深，手法过重，可能伤及肝脏，后果严重。

# 任脉穴

任脉起于胞中，其主干行于前正中线，联系的脏腑器官主要有胞中（包含丹田）、下焦、肝、胆、肾、膀胱、咽喉、唇口、目。任脉运行的路线和人体的生殖系统相对应，与女性经、带、胎、产等关系密切，是女性一生的"保护神"。

## 任脉小百科

### 💡 命名由来

"任"，有担任、妊养之意，意指主要管女子月经、妊娠的经脉，同时，任脉与足三阴经交接，能调节阴经气血。

### ✏️ 腧穴小结

本条经穴一名一穴，共24个。首穴为会阴，末穴为承浆。

### ➕ 主治病候

主治生殖泌尿系统、上腹部消化系统、胸部呼吸系统和相应的内脏器官疾病，如呃逆、食欲不振、慢性咽炎、哮喘、腹胀、呕吐等病症。

## 任脉异常易出现疾病

### 生殖泌尿系统疾病

月经不调、痛经、妇科炎症、不孕不育、白带过多、小便不利、疝气、小腹皮肤瘙痒、阴部肿痛、早泄、遗精、遗尿、前列腺疾病等。

### 上腹部消化系统及胸部呼吸系统疾病

腹胀、呕吐、呃逆、食欲不振、慢性咽炎、哮喘等。

## 任脉循行路线

任脉起于胞中，下出于会阴，经阴阜，沿腹部正中线上行，经咽喉部（天突），到达下唇内；左右分行，环绕口唇，交会于督脉之龈交；再分别通过鼻翼两旁，上至眼眶下（承泣），交于足阳明经。

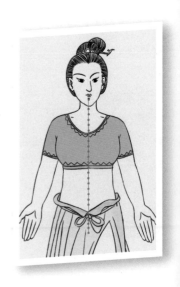

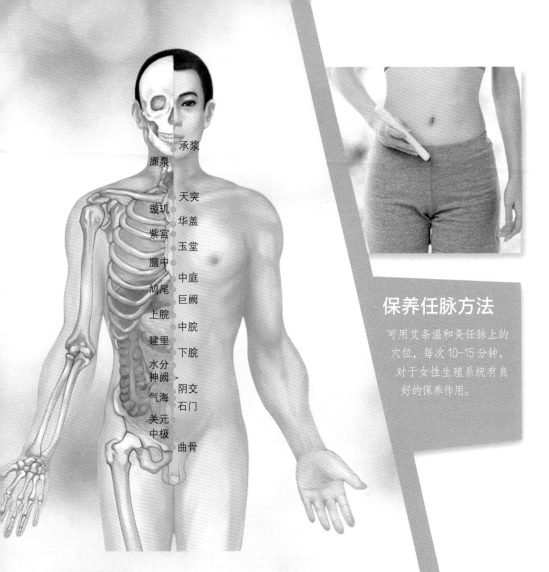

承浆
廉泉
璇玑
紫宫
膻中
鸠尾
上脘
建里
水分
神阙
气海
关元
中极

天突
华盖
玉堂
中庭
巨阙
中脘
下脘
阴交
石门
曲骨

## 保养任脉方法

可用艾条温和灸任脉上的穴位，每次 10~15 分钟，对于女性生殖系统有良好的保养作用。

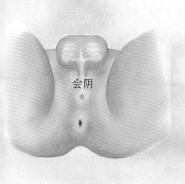

会阴

## 经穴歌诀

任脉经穴二十四，起于会阴承浆停，
强壮为主次分段，泌尿生殖作用宏，
会阴二阴中间取，曲骨耻骨联合从，
中极关元石门穴，每穴相距一寸均，
气海脐下一寸半，脐下一寸阴交明，
肚脐中央名神阙，脐上诸穴一寸匀，
水分下脘与建里，中脘上脘巨阙行，
鸠尾歧骨下一寸，中庭胸剑联合中，
膻中正在两乳间，玉堂紫宫华盖重，
再上一肋璇玑穴，胸骨上缘天突通，
廉泉颌下舌骨上，承浆唇下宛宛中。

# 会阴 CV1

会，交会；阴，在此指下部两阴窍。两阴之间名会阴，穴当其中。

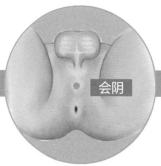

【主治】
阴痒、阴痛、便秘、闭经、昏迷等。

【精准定位】
在会阴区，男性在阴囊根部与肛门连线的中点，女性在大阴唇后联合与肛门连线的中点。

【快速取穴】
仰卧屈膝，在会阴部，取二阴连线的中点即是。

【局部解剖】
在球海绵体中央，有会阴浅横肌、深横肌；有会阴动脉、静脉分支；布有会阴神经分支。

 操作

直刺 0.5~1.0 寸；可灸。

# 曲骨 CV2

曲，弯曲；骨，骨头。曲骨，指耻骨，穴在耻骨联合上缘。

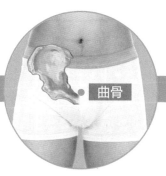

【主治】
遗精、阳痿、前列腺炎、月经不调、痛经等。

【精准定位】
在下腹部，耻骨联合上缘，前正中线上。

【快速取穴】
下腹部正中线上，从下腹部向下摸到一横着走行的骨性标志上缘处即是。

【局部解剖】
在腹白线上；有腹壁下动脉及闭孔动脉的分支；布有髂腹下神经分支。

操作

排尿后直刺 0.8~1.2 寸；可灸。孕妇慎用。

# 中极 CV3

中，中间；极，正是。穴位正是在人体上下左右之中间。

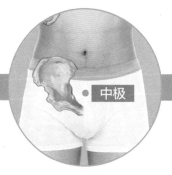

【主治】
尿频、遗精、月经不调、痛经、前列腺炎、夜尿症等。

【精准定位】
在下腹部，脐中下 4 寸，前正中线上。

【快速取穴】
在下腹部正中线上，曲骨直上 1 横指处即是。

【局部解剖】
在腹白线上，深部为乙状结肠；有腹壁浅动脉、静脉分支，腹壁下动脉、静脉分支；布有髂腹下神经的前皮支。

 操作

排尿后直刺 0.8~1.2 寸；可灸。孕妇禁用。

# 关元 CV4

关，关藏；元，元气。穴在脐下3寸，为关藏人身元气之处。

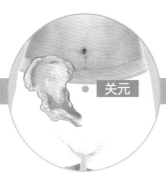
关元

## 【主治】
虚胖浮肿、月经不调、痛经、遗精、阳痿、小儿发热、白带过多、胃肠疾病、脂肪肝等。

## 【精准定位】
在下腹部，脐中下3寸，前正中线上。

## 【快速取穴】
在下腹部，正中线上，肚脐中央向下4横指处即是。

## 【局部解剖】
在腹白线上，深部为小肠；有腹壁浅动脉、静脉分支，腹壁下动脉、静脉分支；布有第12肋间神经前皮支的内侧支。

### 操作
直刺0.8~1.3寸；可灸。孕妇禁用。

# 石门 CV5

石，岩石，有坚实之意；门，门户。本穴能治下腹坚实之证。

石门

## 【主治】
闭经、带下、小腹痛、水肿、小便不利等。

## 【精准定位】
在下腹部，脐中下2寸，前正中线上。

## 【快速取穴】
在下腹部，正中线上，肚脐中央向下3横指处即是。

## 【局部解剖】
在腹白线上，深部为小肠；有腹壁浅动脉、静脉分支，腹壁下动脉、静脉分支；布有第11肋间神经前皮支的内侧支。

### 操作
直刺0.8~1.3寸；可灸。孕妇慎用。

# 气海 CV6

气，元气；海，海洋。穴在脐下，为人体元气之海。

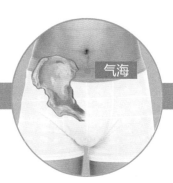

## 【主治】
小腹疾病、胃肠疾病、虚证、遗精等。

## 【精准定位】
在下腹部，脐中下1.5寸，前正中线上。

## 【快速取穴】
在下腹部，正中线上，肚脐中央向下2横指处即是。

## 【局部解剖】
在腹白线上，深部为小肠；有腹壁浅动脉、静脉分支，腹壁下动脉、静脉分支；布有第11肋间神经前皮支的内侧支。

 操作

直刺0.8~1.3寸；可灸。孕妇慎用。

# 阴交 CV7

阴，阴阳之阴；交，交会。穴在脐下1寸，为任脉、冲脉和肾经交会处。

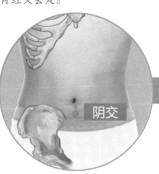

## 【主治】
阴部多汗湿痒、月经不调、血崩、带下等。

## 【精准定位】
在下腹部，脐中下1寸，前正中线上。

## 【快速取穴】
在下腹部，正中线上，肚脐中央向下1拇指同身寸处即是。

## 【局部解剖】
在腹白线上；有腹壁浅动脉、静脉分支，腹壁下动脉、静脉分支；布有第10肋间神经前皮支的内侧支。

操作

直刺0.8~1.2寸；可灸。

# 神阙 CV8

神，神气；阙，宫门。穴在脐中。脐为胎儿气血运行之要道，如神气出入之宫门。

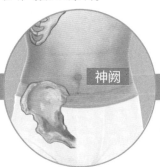

## 【主治】
腹泻、腹胀、月经不调、崩漏、遗精、不孕、小儿腹泻等。

## 【精准定位】
在脐区，脐中央。

## 【快速取穴】
在下腹部，肚脐中央即是。

## 【局部解剖】
在脐窝正中；有腹壁下动脉、静脉；布有第10肋间神经前皮支的内侧支。

 操作

禁刺；可灸。

# 水分 CV9

水，水谷；分，分别。穴在脐上1寸，内应小肠，水谷至此分别清浊。

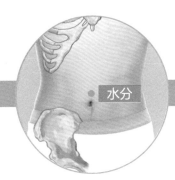

## 【主治】
水肿、腹泻、腹痛、肠鸣等。

## 【精准定位】
在上腹部，脐中上1寸，前正中线上。

## 【快速取穴】
在上腹部，正中线上，肚脐中央向上1拇指同身寸处即是。

## 【局部解剖】
在腹白线上，深部为小肠；有腹壁下动脉、静脉；布有第8、9肋间神经前皮支的内侧支。

 操作

直刺0.8~1.5寸；可灸。

# 下脘 CV10

下，下方；脘，胃脘。穴当胃脘之下部。

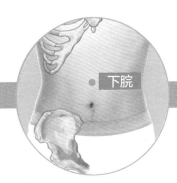

## 【主治】
胃痛、腹痛、腹胀、呕吐、打嗝、腹泻等。

## 【精准定位】
在上腹部，脐中上2寸，前正中线上。

## 【快速取穴】
在上腹部，正中线上，肚脐中央向上3横指处即是。

## 【局部解剖】
在腹白线上，深部为横结肠；有腹壁上下动脉、静脉交界处的分支；布有第8肋间神经前皮支的内侧支。

 操作

直刺0.8~1.3寸；可灸。孕妇禁灸。

# 建里 CV11

建，建立；里，里部。当胃脘部，有助于建立中焦里气。

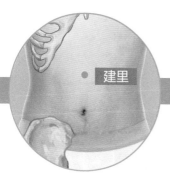

【主治】
胃痛、呕吐、食欲不振等。

【精准定位】
在上腹部，脐中上3寸，前正中线上。

【快速取穴】
在上腹部，正中线上，肚脐中央向上4横指处即是。

【局部解剖】
在腹白线上，深部为横结肠；有腹壁上下动脉、静脉交界处的分支；布有第8肋间神经前皮支的内侧支。

 操作

直刺0.8~1.3寸；可灸。孕妇禁灸。

# 中脘 CV12

中，中间；脘，胃脘。穴当胃脘之中部。

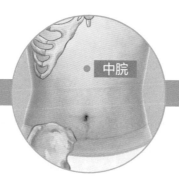

【主治】
胃痛、小儿厌食、呕吐、高血压、急性胃肠炎等。

【精准定位】
在上腹部，脐中上4寸，前正中线上。

【快速取穴】
在上腹部，正中线上，肚脐与剑胸结合的中点处即是。

【局部解剖】
在腹白线上；有腹壁上动脉、静脉；布有第7、8肋间神经前皮支的内侧支。

 操作

直刺0.8~1.3寸；可灸。

# 上脘 CV13

上，上方；脘，胃脘。穴当胃脘之上部。

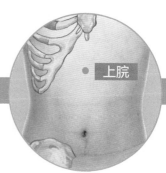

【主治】
胃痛、呕吐、打嗝、纳呆、痢疾等。

【精准定位】
在上腹部，脐中上5寸，前正中线上。

【快速取穴】
在上腹部，正中线上，中脘上1横指处即是。

【局部解剖】
在腹白线上；有腹壁上动脉、静脉分支；布有第7肋间神经前皮支的内侧支。

 操作

直刺0.5~0.8寸；可灸。

# 巨阙 CV14

巨，巨大；阙，宫门。此为心之募穴，如心气出入的大门。

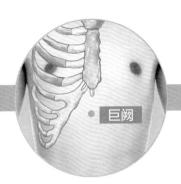

【主治】
胃痛、心痛、腹胀、脚气、急性胃肠炎等。

【精准定位】
在上腹部，脐中上6寸，前正中线上。

【快速取穴】
在上腹部，正中线上，肚脐中央向上8横指处即是。

【局部解剖】
在腹白线上；有腹壁上动脉、静脉分支；布有第7肋间神经前皮支的内侧支。

操作

向下斜刺0.5~0.8寸（过深则伤肝）；可灸。

# 鸠尾 CV15

鸠，鸠鸟；尾，尾巴。胸骨剑突形如鸠鸟之尾，穴在其下。

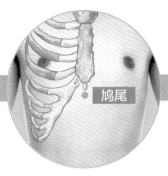

【主治】
咽喉肿痛、偏头痛、哮喘、呕吐、胃痛等。

【精准定位】
在上腹部，剑胸结合下1寸，前正中线上。

【快速取穴】
从剑胸结合部沿前正中线直下1横指处即是。

【局部解剖】
在腹白线上，腹直肌起始部；有腹壁上动脉、静脉分支；布有第6肋间神经前皮支的内侧支。

操作

向下斜刺0.3~0.5寸；不可灸。

# 中庭 CV16

中，中间；庭，庭院。穴在心下，犹如在宫殿前的庭院之中。

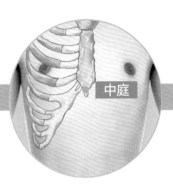

【主治】
心痛、胸满、噎膈、呕吐、小儿吐乳等。

【精准定位】
在胸部，剑胸结合中点处，前正中线上。

【快速取穴】
胸部前正中线上，剑胸结合部的凹陷处即是。

【局部解剖】
在胸骨体与剑突连接处；有胸廓（乳房）内动脉、静脉的前穿支；布有第5肋间神经前皮支的内侧支。

操作

平刺0.3~0.5寸；可灸。

# 膻中 CV17

膻，袒露；中，中间。胸部袒露出的中间部位古称膻中，穴当其处。

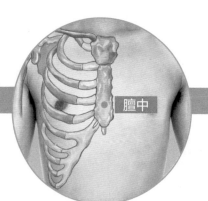

【主治】

胸闷、气短、气管炎、咳喘、呕吐、更年期综合征、产妇乳少、乳房胀痛、小儿咳嗽等。

【精准定位】

在胸部，横平第4肋间隙，前正中线上。

【快速取穴】

仰卧位，两乳头连线中点。

【局部解剖】

在胸骨体上；有胸廓（乳房）内动脉、静脉的前穿支；布有第4肋间神经前皮支的内侧支。

 操作

平刺0.3~0.5寸；可灸。

# 玉堂 CV18

玉，玉石；堂，殿堂。玉有贵重之意。穴在相当于心的部位，因其重要性故比为玉堂。

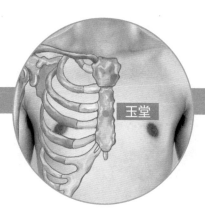

【主治】

咳嗽、胸痛、呕吐、哮喘、气短喘息等。

【精准定位】

在胸部，横平第3肋间隙，前正中线上。

【快速取穴】

先找到膻中，沿前正中线向上推1个肋骨，按压有酸痛处即是。

【局部解剖】

在胸骨体上；有胸廓（乳房）内动脉、静脉的前穿支；布有第3肋间神经前皮支的内侧支。

 操作

平刺0.3~0.5寸；可灸。

# 紫宫 CV19

紫，紫色；宫，宫殿。紫宫，星名，代表帝王所居之处。穴对心的部位，心为君主之官。

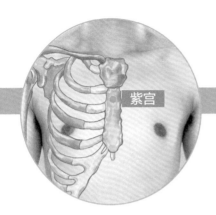

## 【主治】
咳嗽、气喘、胸胁胀满、胸痛、食欲不振等。

## 【精准定位】
在胸部，横平第2肋间隙，前正中线上。

## 【快速取穴】
先找到膻中，沿前正中线向上推2个肋骨，按压有酸痛处即是。

## 【局部解剖】
在胸骨体上；有胸廓（乳房）内动脉、静脉的前穿支；布有第4肋间神经前皮支的内侧支。

 操作

平刺0.3~0.5寸；可灸。

# 华盖 CV20

华盖在此指帝王所用的盖伞。穴位所在相当于肺脏部位；肺布心君之上，犹如心之华盖。

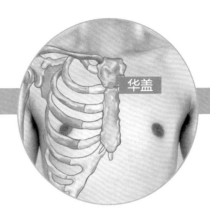

## 【主治】
咳嗽、气喘、咽喉肿痛、胸胁胀满、胸痛等。

## 【精准定位】
在胸部，横平第1肋间隙，前正中线上。

## 【快速取穴】
仰卧位，由锁骨往下数，横平第1肋间隙，当前正中线上即是。

## 【局部解剖】
在胸骨角上；有胸廓（乳房）内动脉、静脉的前穿支；布有第1肋间神经前皮支的内侧支。

 操作

平刺0.3~0.5寸；可灸。

# 璇玑 CV21

璇，同"旋"；玑，同"机"。璇玑，为北斗星的第二至第三星，与紫宫星相对，故名。

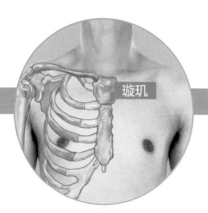

## 【主治】
咳嗽、气喘、胸胁支满、胸痛、咽喉肿痛等。

## 【精准定位】
在胸部，胸骨上窝下1寸，前正中线上。

## 【快速取穴】
仰卧，从天突沿前正中线向下1拇指同身寸处即是。

## 【局部解剖】
在胸骨柄上；有胸廓（乳房）内动脉、静脉的前穿支；布有锁骨上神经前支。

 操作

平刺 0.3~0.5 寸；可灸。

# 天突 CV22

天，天空；突，突出。穴位于气管上段，喻为肺气上通于天的部位。

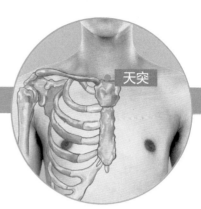

## 【主治】
哮喘、咳嗽、咯吐脓血、暴喑、咽喉肿痛、小儿感冒等。

## 【精准定位】
在颈前区，胸骨上窝中央，前正中线上。

## 【快速取穴】
仰卧，由喉结直下可摸到一凹陷，中央处即是。

## 【局部解剖】
在左右胸锁乳突肌之间，深层左右为胸骨舌骨肌和胸骨甲状肌；皮下有颈静脉弓、甲状腺下动脉分支；深部为气管，再向下，在胸骨柄后方为无名静脉及主动脉弓；布有锁骨上神经前支。

 操作

正坐仰头，先直刺 0.3 寸，再使针尖向下，沿胸骨柄后方刺入 1.0 寸；针刺时针尖不能偏向左右，对于肺气肿患者，不能深刺，防止伤及肺脏，导致气胸。可灸。

# 廉泉 CV23

廉, 清; 泉, 水泉。舌下两脉古名廉泉, 在喉结上缘。廉泉靠近此脉。

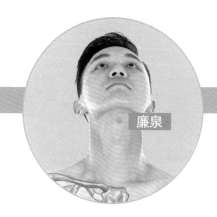
廉泉

## 【主治】
舌下肿痛、舌强不语、口舌生疮、口苦等。

## 【精准定位】
在颈前区, 喉结上方, 舌骨上缘凹陷中, 前正中线上。

## 【快速取穴】
从下巴沿颈前正中线向下推, 喉结上方可触及舌骨体, 上缘中点处即是。

## 【局部解剖】
在甲状软骨和舌骨之间, 深部有会厌, 下方为喉门, 有甲状舌骨肌, 舌肌; 有颈前浅静脉, 甲状腺上动脉、静脉; 布有颈皮神经, 深层有舌下神经分支。

 操作

向舌根斜刺 0.5~0.8 寸, 不留针; 可以艾条灸。

# 承浆 CV24

承, 承受; 浆, 水浆。穴在颏唇正中的凹陷中, 为承受从口流出的水浆之处。

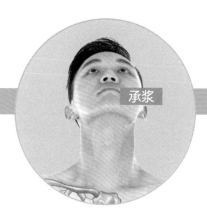
承浆

## 【主治】
中风昏迷、口眼歪斜、流涎、牙关紧闭等。

## 【精准定位】
在面部, 颏唇沟的正中凹陷处。

## 【快速取穴】
正坐, 颏唇沟的正中, 按压有凹陷处即是。

## 【局部解剖】
在口轮匝肌和颏肌之间; 有下唇动脉、静脉之支; 布有面神经及颏唇神经分支。

 操作

斜刺 0.3~0.5 寸; 可灸。

# 督脉穴

督脉主干行于身后正中线，联系的脏腑器官主要有丹田、下焦、肝、胆、肾、膀胱、心、脑、喉、目。督即总督、总管，督脉总管一身的阳气。督脉被称为"阳脉之海"，可调节全身的阳气。

## 督脉小百科

### 命名由来

"督"，有总督、统帅之意，意指主要管理人身手足三阳经的气血，同时联络脑、髓的经脉。

### 腧穴小结

本条经穴一名一穴，共29个。首穴为长强，末穴为龈交。

### 主治病候

主治头脑、五官、脊髓及四肢的病症，如眩晕、眼花、嗜睡、癫狂、腰脊强痛、俯仰不利、抽搐、麻木及脑卒中等。

## 督脉异常易出现疾病

督脉气血异常时，人体的头脑、五官、脊髓及四肢会发生疾病。具体可分为督脉阳气过盛和督脉虚寒两类。

### 督脉阳气过盛

颈背腰痛、颈部发硬、烦躁易怒、失眠、多梦。

### 督脉虚寒

畏寒肢冷、走路摇摆不定、头晕目眩、手足震颤、抽搐、麻木及脑卒中、神经衰弱、健忘、痴呆、精神分裂等，经脉所过部位的疾病如痔疮、脱肛、子宫脱垂等。

## 督脉循行路线

督脉起于小腹内，下出于会阴部，向后行于脊柱的内部，上达项后风府，进入脑内，行巅顶，沿前额下行至鼻柱。

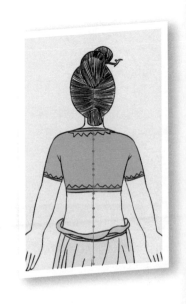

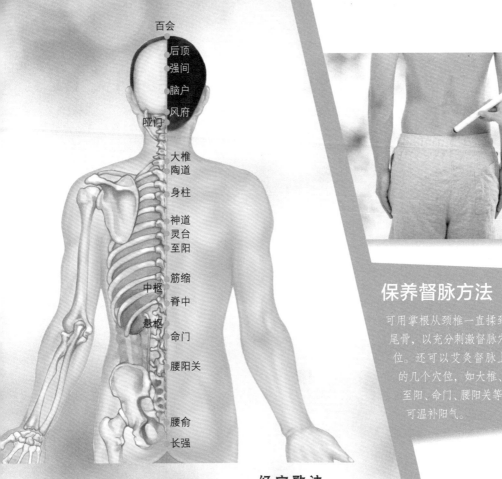

百会
后顶
强间
脑户
风府
哑门
大椎
陶道
身柱
神道
灵台
至阳
筋缩
脊中
中枢
悬枢
命门
腰阳关
腰俞
长强

## 保养督脉方法

可用掌根从颈椎一直揉到尾骨，以充分刺激督脉穴位。还可以艾灸督脉上的几个穴位，如大椎、至阳、命门、腰阳关等，可温补阳气。

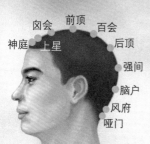

囟会　前顶　百会
神庭　上星　后顶
强间
脑户
风府
哑门

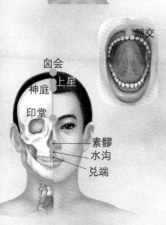

龈交
囟会
上星
神庭
印堂
素髎
水沟
兑端

## 经穴歌诀

督脉经穴二十九，起长强止龈交上，
脑病为主次分段，急救热病及肛肠，
尾骨之端是长强，骶管裂孔取腰俞，
十六阳关平髎量，命门十四三悬枢，
十一椎下脊中藏，十椎中枢九筋缩，
七椎之下乃至阳，六灵台五神道穴，
三椎之下身柱藏，陶道一椎之下取，
大椎就在一椎上，哑门入发五分处，
风府一寸宛中当，粗隆上缘寻脑户，
强间户上寸半量，后顶再上一寸半，
百会七寸顶中央，前顶囟会距寸五，
上星入发一寸量，神庭五分入发际，
素髎鼻尖准头乡，水沟人中沟上取，
兑端唇上尖端藏，龈交上唇系带底。
再加眉间印堂穴，督脉二十九穴全。

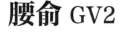

# 长强 GV1

长，长短之长；强，强弱之强。脊柱长而强韧，穴在其下端。

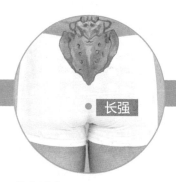

【主治】

腹泻、便秘、便血、痔疮、脱肛等。

【精准定位】

在会阴区，尾骨下方，尾骨端与肛门连线的中点处。

【快速取穴】

在尾骨端下，尾骨端与肛门连线中点处即是。

【局部解剖】

在肛尾膈中，有肛门动脉、静脉分支，棘间静脉丛之延续部；布有尾神经及肛门神经。

 操作

针尖向上与骶骨平行刺入0.8~1.2寸；可灸。

# 腰俞 GV2

腰，腰部；俞，输注。穴在腰部，是经气输注之处。

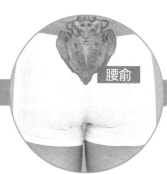

【主治】

腹泻、便秘、痔疮、尾骶痛、月经不调等。

【精准定位】

在骶区，正对骶管裂孔，后正中线上。

【快速取穴】

后正中线上，顺着脊柱向下，正对骶管裂孔处即是。

【局部解剖】

在骶后韧带、腰背筋膜中；有骶中动脉、静脉后支，棘间静脉丛；布有尾神经分支。

 操作

向上斜刺0.3~0.7寸；可灸。

# 腰阳关 GV3

腰，腰部；阳，阴阳之阳；关，机关。督脉为阳，穴属督脉，位于腰部转动处，如腰之机关。

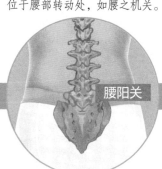

【主治】

腰骶痛、下肢痿痹、遗精、阳痿、月经不调等。

【精准定位】

在脊柱区，第4腰椎棘突下凹陷中，后正中线上。

【快速取穴】

两侧髂嵴高点连线与脊柱交点处，可触及一凹陷处即是。

【局部解剖】

在腰背筋膜、腰棘上韧带及棘间韧带处；有腰动脉后支，棘间皮下静脉丛；布有腰神经后支内侧支。

操作

直刺0.5~1.0寸；可灸。

# 命门 GV4

*命*，生命；*门*，门户。穴在肾俞之间，相当于肾气出入之门户。

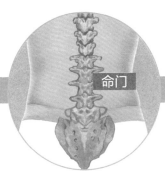

## 【主治】
遗精、阳痿、不孕、腰脊强痛、下肢痿痹等。

## 【精准定位】
在脊柱区，第2腰椎棘突下凹陷中，后正中线上。

## 【快速取穴】
肚脐水平线与后正中线交点，按压有凹陷处即是。

## 【局部解剖】
在腰背筋膜、棘上韧带及棘间韧带中；有腰动脉后支及棘间皮下静脉丛；布有腰神经后支内侧支。

 操作

向上斜刺0.5~0.8寸；可灸。

# 悬枢 GV5

*悬*，悬挂；*枢*，枢纽。穴在腰部，仰卧时局部悬起，是腰部活动的枢纽。

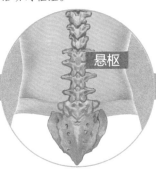

## 【主治】
腹痛、腹胀、泄泻、腰脊强痛、下肢痿痹等。

## 【精准定位】
在脊柱区，第1腰椎棘突下凹陷中，后正中线上。

## 【快速取穴】
从命门沿后正中线向上推1个椎体，下缘凹陷处即是。

## 【局部解剖】
在腰背筋膜、棘上韧带及棘间韧带中；有腰动脉后支及棘间皮下静脉丛；布有腰神经后支内侧支。

 操作

向上斜刺0.5~0.8寸；可灸。

# 脊中 GV6

*脊*，脊柱；*中*，中间。脊柱古作21椎；穴在第11椎下，正当其中。

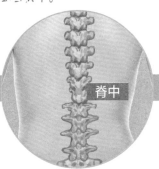

## 【主治】
腹泻、反胃、吐血、痢疾、痔疮、小儿疳积等。

## 【精准定位】
在脊柱区，第11胸椎棘突下凹陷中，后正中线上。

## 【快速取穴】
两侧肩胛下角连线与后正中线相交处向下推4个椎体，下缘凹陷处即是。

## 【局部解剖】
在腰背筋膜、棘上韧带及棘间韧带中；有第11肋间动脉后支及棘间皮下静脉丛；布有第11胸神经后支内侧支。

 操作

向上斜刺0.3~0.5寸；不可灸。

# 中枢 GV7

中，中间；枢，枢纽。穴在第10胸椎下，相当于脊柱中部之枢纽。

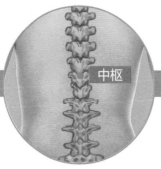

【主治】
呕吐、腹满、胃痛、食欲不振、腰背痛等。

【精准定位】
在脊柱区，第10胸椎棘突下凹陷中，后正中线上。

【快速取穴】
两侧肩胛下角连线与后正中线相交处向下推3个椎体，下缘凹陷处即是。

【局部解剖】
在腰背筋膜、棘上韧带及棘间韧带中；有第10肋间动脉后支及棘间皮下静脉丛；布有第10胸神经后支内侧支。

 操作

向上微斜刺0.5~0.8寸；可灸。

# 筋缩 GV8

筋，筋肉；缩，挛缩。本穴可缓解筋肉挛缩诸病。

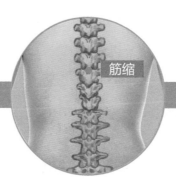

【主治】
抽搐、脊强、四肢不收、筋挛拘急等。

【精准定位】
在脊柱区，第9胸椎棘突下凹陷中，后正中线上。

【快速取穴】
两侧肩胛下角连线与后正中线相交处向下推2个椎体，下缘凹陷处即是。

【局部解剖】
在腰背筋膜、棘上韧带及棘间韧带中；有第9肋间动脉后支及棘间皮下静脉丛；布有第9胸神经后支内侧支。

 操作

向上微斜刺0.5~0.8寸；可灸。

# 至阳 GV9

至，到达；阳，阴阳之阳。本穴与横膈平。经气至此从膈下的阳中之阴到达膈上的阳中之阳。

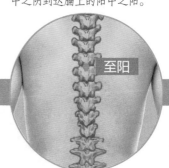

【主治】
胃痛、胸胁胀痛、黄疸、腰背疼痛、心悸等。

【精准定位】
在脊柱区，第7胸椎棘突下凹陷中，后正中线上。

【快速取穴】
两侧肩胛下角连线与后正中线相交处椎体，下缘凹陷处即是。

【局部解剖】
在腰背筋膜、棘上韧带及棘间韧带中；有第7肋间动脉后支及棘间皮下静脉丛；布有第7胸神经后支内侧支。

 操作

向上微斜刺0.5~0.8寸；可灸。

# 灵台 GV10

灵，神灵；台，亭台。穴在神道与心俞两穴之下，故喻为心灵之台。

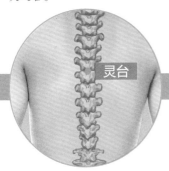

# 神道 GV11

神，心神；道，通道。心藏神，穴在心俞穴旁，如同心神之通道。

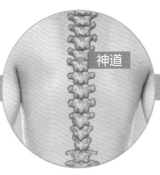

# 身柱 GV12

身，身体；柱，支柱。穴在第3胸椎下，上连头项，下通背腰，如一身之支柱。

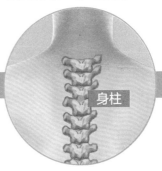

## 【主治】

咳嗽、气喘、颈项僵硬、背痛、忧郁、失眠等。

## 【主治】

失眠、肩背痛、小儿惊风、咳嗽、神经衰弱等。

## 【主治】

咳嗽、气喘、腰脊强痛、神经衰弱、牛皮癣等。

## 【精准定位】

在脊柱区，第6胸椎棘突下凹陷中，后正中线上。

## 【精准定位】

在脊柱区，第5胸椎棘突下凹陷中，后正中线上。

## 【精准定位】

在脊柱区，第3胸椎棘突下凹陷中，后正中线上。

## 【快速取穴】

两侧肩胛下角连线与后正中线相交处向上推1个椎体，下缘凹陷处即是。

## 【快速取穴】

两侧肩胛下角连线与后正中线相交处向上推2个椎体，下缘凹陷处即是。

## 【快速取穴】

两侧肩胛下角连线与后正中线相交处向上推4个椎体，下缘凹陷处即是。

## 【局部解剖】

在腰背筋膜、棘上韧带及棘间韧带中；有第6肋间动脉后支及棘间皮下静脉丛；布有第6胸神经后支内侧支。

## 【局部解剖】

在腰背筋膜、棘上韧带及棘间韧带中；有第5肋间动脉后支及棘间皮下静脉丛；布有第5胸神经后支内侧支。

## 【局部解剖】

在腰背筋膜、棘上韧带及棘间韧带中；有第3肋间动脉后支及棘间皮下静脉丛；布有第3胸神经后支内侧支。

 操作

向上微斜刺 0.5~0.8 寸；可灸。

 操作

向上微斜刺 0.5~0.8 寸；可灸。

 操作

向上微斜刺 0.5~0.8 寸；可灸。

# 陶道 GV13

陶，陶冶；道，通道。比喻脏腑之气汇聚于督脉，由此路上升。

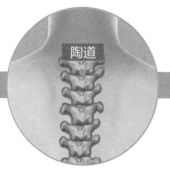

## 【主治】
头痛、目眩、闭经、荨麻疹等。

## 【精准定位】
在脊柱区，第1胸椎棘突下凹陷中，后正中线上。

## 【快速取穴】
低头，颈背交界椎骨高突处垂直向下推1个椎体，下缘凹陷处即是。

## 【局部解剖】
在腰背筋膜、棘上韧带及棘间韧带中；有第1肋间动脉后支及棘间皮下静脉丛；布有第1胸神经后支内侧支。

 操作

向上微斜刺0.5~0.8寸；可灸。

# 大椎 GV14

大，巨大；椎，椎骨。古称第1胸椎棘突为大椎，穴适在其上方，故名。

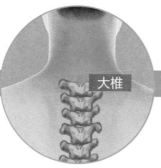

## 【主治】
外感发热、头项强痛、疟疾、呕吐等。

## 【精准定位】
在脊柱区，第7颈椎棘突下凹陷中，后正中线上。

## 【快速取穴】
低头，颈背交界椎骨高突处椎体，下缘凹陷处即是。

## 【局部解剖】
在腰背筋膜、棘上韧带及棘间韧带中；有棘间皮下静脉丛；布有第7颈神经后支内侧支。

 操作

直刺0.5~0.8寸；可灸。

# 哑门 GV15

哑，音哑；门，门户。本穴深刺可以致哑，也可治哑，故比喻为音哑的门户。

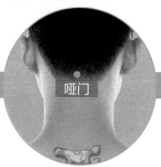

## 【主治】
舌缓不语、重舌、失语等。

## 【精准定位】
在颈后区，第2颈椎棘突上际凹陷中，后正中线上。

## 【快速取穴】
沿脊柱向上，入后发际上半横指处即是。

## 【局部解剖】
在项韧带和项肌中；有枕动脉、静脉分支，棘间静脉丛；布有第3颈神经和枕大神经支。

 操作

正坐伏案，头微前倾，针尖向下颌方向缓慢刺入0.5~1.0寸。注意针尖不可向上或针刺过深，以免损伤延髓，危及生命。

# 风府 GV16

风，风邪；府，处所。本穴为治风邪之处。

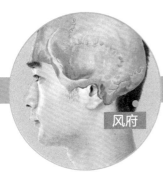

## 【主治】
感冒、颈项强痛、眩晕、咽喉肿痛、中风等。

## 【精准定位】
在颈后区，枕外隆凸直下，两侧斜方肌之间凹陷中。

## 【快速取穴】
沿脊柱向上，入后发际上1横指处即是。

## 【局部解剖】
在项韧带和项肌中，深部为环枕后膜；有枕动脉分支，棘间静脉丛；布有第3颈神经和枕大神经支。

**操作**

伏案正坐位，使头微向前倾，项肌放松，向下颌方向缓慢刺入0.5~1.0寸；禁灸。

# 脑户 GV17

脑，脑髓；户，门户。督脉循脊上行入脑。穴在枕部，相当于脉气入脑的门户。

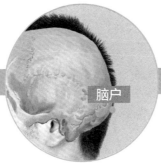

## 【主治】
癫狂、痫症、眩晕、头重、头痛、颈项僵硬等。

## 【精准定位】
在头部，枕外隆凸的上缘凹陷中。

## 【快速取穴】
先找到风府，直上约2横指，按到一突起骨性标志上缘凹陷处即是。

## 【局部解剖】
在左右枕骨肌之间；有左右枕动脉、静脉之支，深层常有血管；布有枕大神经分支。

**操作**

平刺0.5~0.8寸；可以艾条灸。

# 强间 GV18

强，强硬；间，中间。穴当顶骨与枕骨结合之中间，能治头项强痛。

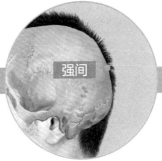

## 【主治】
头痛、颈项强不得回顾、目眩、口歪、痫症等。

## 【精准定位】
在头部，后发际正中直上4寸。

## 【快速取穴】
先找到脑户，直上2横指处即是。

## 【局部解剖】
在浅筋膜、帽状腱膜中；有左右枕动脉、静脉吻合网；布有枕大神经分支。

**操作**

平刺0.5~0.8寸；可灸。

# 后顶 GV19

后，后方；顶，头顶。穴在头顶之后方。

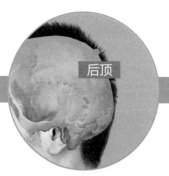

【主治】

颈项僵硬、头痛、眩晕、心烦、失眠等。

【精准定位】

在头部，后发际正中直上5.5寸。

【快速取穴】

先找到脑户，直上4横指处即是。

【局部解剖】

在浅筋膜、帽状腱膜中；有左右枕动脉、静脉吻合网；布有枕大神经分支。

操作

平刺0.5~0.8寸；可灸。

# 百会 GV20

百，多的意思；会，交会。百会是足三阳经、肝经和督脉等多经之交会处。

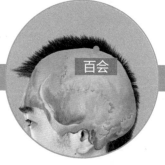

【主治】

中风、惊悸、头痛、头晕、失眠、健忘、耳鸣、眩晕、脱肛、痔疮、低血压等。

【精准定位】

在头部，前发际正中直上5寸。

【快速取穴】

正坐，两耳尖与头正中线相交处，按压有凹陷处即是。

【局部解剖】

在帽状腱膜中；有左右颞浅动脉、静脉及左右枕动脉、静脉吻合网；布有枕大神经及额神经分支。

操作

平刺0.5~0.8寸；可灸。

# 前顶 GV21

前，前方；顶，头顶。穴在头顶直前方。

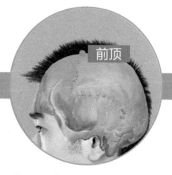

【主治】

癫痫、小儿惊风、头痛、头晕等。

【精准定位】

在头部，前发际正中直上3.5寸。

【快速取穴】

正坐，由百会向前2横指处即是。

【局部解剖】

在帽状腱膜中；有左右颞浅动脉、静脉吻合网；布有额神经分支和枕大神经分支会合处。

操作

平刺0.5~0.8寸；可灸。

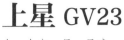

# 囟会 GV22

囟，囟门；会，在此作"闭合"讲。穴当大囟门的闭合处。

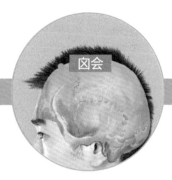

【主治】

头痛、目眩、心悸、面肿、鼻塞等。

【精准定位】

在头部，前发际正中直上2寸。

【快速取穴】

正坐，从前发际正中直上3横指处即是。

【局部解剖】

在颅骨冠状缝与矢状缝会合处，在帽状腱膜中；有左右颞浅动脉、静脉吻合网；布有额神经分支。

操作

平刺0.5~0.8寸；可灸。

# 上星 GV23

上，上方；星，星球。人头像天，穴在头上，如星在天。

【主治】

头痛、眩晕、目赤肿痛、鼻出血、鼻痛、眼疲劳等。

【精准定位】

在头部，前发际正中直上1寸。

【快速取穴】

正坐，从前发际正中直上1横指处即是。

【局部解剖】

在左右额肌交界处；有额动脉、静脉分支，颞浅动脉、静脉分支；布有额神经分支。

操作

平刺0.5~0.8寸；可灸。

# 神庭 GV24

神，神明；庭，前庭。脑为元神之府，神在此指脑。穴在前额部，如脑室之前庭。

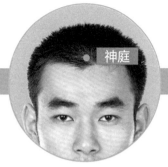

【主治】

失眠、头晕、目眩、鼻塞、流泪、目赤肿痛等。

【精准定位】

在头部，前发际正中直上0.5寸。

【快速取穴】

正坐，从前发际正中直上半横指，拇指指甲中点处即是。

【局部解剖】

在左右额肌之交界处；有额动脉、静脉分支；布有额神经分支。

操作

平刺0.5~0.8寸；可灸。

# 素髎 GV25

素，鼻茎；髎，骨隙。穴在鼻茎下端的骨隙中。

# 水沟 GV26

水，水液；沟，沟渠。穴在人中沟中，人中沟形似水沟。

# 兑端 GV27

兑，指口；端，尖端。穴在口的上唇尖端。

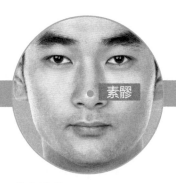
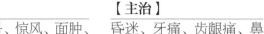

素髎　水沟　兑端

【主治】
惊风、昏迷、鼻塞、低血压、休克、小儿惊风等。

【主治】
晕厥、中暑、惊风、面肿、腰脊强痛等。

【主治】
昏迷、牙痛、齿龈痛、鼻塞等。

【精准定位】
在面部，鼻尖的正中央。

【精准定位】
在面部，人中沟的上 1/3 与中 1/3 交点处。

【精准定位】
在面部，上唇结节的中点。

【快速取穴】
正坐或仰卧，面部鼻尖正中央即是。

【快速取穴】
仰卧，面部人中沟上 1/3 处即是。

【快速取穴】
面部人中沟下端的皮肤与上唇的交界处即是。

【局部解剖】
在鼻尖软骨；有面动脉、静脉鼻背支；布有筛前神经鼻外支。

【局部解剖】
在口轮匝肌中；有上唇动脉、静脉；布有眶下神经支及面神经颊支。

【局部解剖】
在口轮匝肌；有上唇动脉、静脉；布有面神经颊支及眶下神经分支。

操作
向上斜刺 0.2~0.5 寸；或点刺出血。

操作
向上斜刺 0.3~0.5 寸；可以艾条灸。

操作
向上斜刺 0.2~0.3 寸；禁灸。

# 龈交 GV28

龈，齿龈；交，交会。上齿龈中缝，为督脉和任脉的交会处。

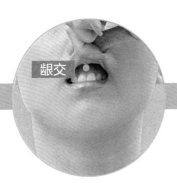

龈交

## 【主治】
小儿面疮、鼻塞、鼻息肉、癫狂、心烦等。

## 【精准定位】
在上唇内，上唇系带与上牙龈的交点。

## 【快速取穴】
在唇内的正中线上，上唇系带与上牙龈相接处即是。

## 【局部解剖】
有上唇系带；上唇动脉、静脉；布有上颌内槽神经分支。

 操作

向上斜刺 0.2~0.5 寸；禁灸。

# 印堂 GV29

印，泛指图章；堂，厅堂。古代指额部两眉头之间为"阙"，星相家称之为印堂，穴位在其上，故名。

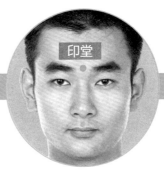

印堂

## 【主治】
失眠、头痛、眩晕、过敏性鼻炎、三叉神经痛等。

## 【精准定位】
在头部，两眉毛内侧端中间的凹陷中。

## 【快速取穴】
两眉毛内侧端连线中点处即是。

## 【局部解剖】
在眉间肌中；有内眦动脉、静脉之支；布有滑车上神经及面神经。

操作

平刺 0.3~0.5 寸；可灸。

# 经外奇穴

　　经外奇穴是指十四经穴之外具有固定名称、位置和主治作用的腧穴。经外奇穴的分布比较分散，虽然大多不在十四经循行路线上，但与经络系统仍有一定关系，并有着十分特殊的功效，都是可以在实际治疗中取得很好疗效的穴位，是前人的实践总结，是经验效穴。

## 经外奇穴小百科

###  命名由来

经外奇穴在《黄帝内经》中已有记载，如《黄帝内经·素问·刺疟篇》记载有："刺十指间""刺舌下两脉"等；明代方书《奇效良方》首次出现"奇穴"这一名称，至《针灸大成》正式将这些穴位称为"经外奇穴"。

### 腧穴小结

列入国家标准的奇穴共46个：头面颈部14个，胸腹部1个，背部9个，上肢11个，下肢11个。

## 经外奇穴异常易出现疾病

一是用于治疗所在部位的病变，如四神聪主治头痛、眩晕、失眠、健忘、癫痫等。印堂主治痴呆、痫证、失眠、健忘等。太阳主治头痛、目疾、面瘫。定喘主治哮喘，咳嗽。胃脘下俞主治胃痛、腹痛、胸胁痛。腰眼主治腰痛、月经不调、虚劳。膝眼主治膝痛、腿痛、脚气等。

二是治疗远隔部位的疾患，如大骨空、小骨空治目疾，二白治痔疮等。

## 经外奇穴主要分布在哪些部位？

头颈部：四神聪、太阳、定喘。

背部：夹脊、胃脘下俞、腰眼。

上肢：十宣、八邪、外劳宫。

下肢：膝眼、胆囊、阑尾。

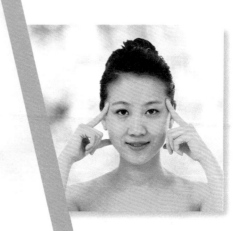

## 经穴歌诀

四神聪穴百会围，当阳临泣后五分，
鱼腰眉毛中间量，眉梢后陷是太阳，
耳尖折耳耳郭上，球后下眶边缘外，
鼻旁唇沟上迎香，鼻内相对内迎香，
聚泉舌背中点当，系带中点取海泉，
金津玉液左右看，翳明风池翳风间，
旁一上二颈百劳，子宫中极旁三寸，
定喘大椎旁五分，夹脊五分挟脊排，
胃脘下俞八椎旁，痞根一腰旁三五，
三腰下方下极俞，腰宜四腰旁三寸，
腰眼腰宜旁五分，五腰下方十七椎，
腰奇尾端上二寸，鹰嘴尖端肘尖取，
二白腕上四寸辨，中泉阳溪阳池间，
中魁中指背侧觅，大小骨空拇小指，
二三掌隙腰痛点，节后五分外劳宫，
八邪十指指缝间，四缝八指指中央，
十宣十六十指尖，髋骨梁丘旁寸半，
鹤顶髌骨上缘中，血海之上百虫窝，
髌带两侧为膝眼，胆囊阳陵下二寸，
阑尾三里下二寸，内踝高点内踝尖，
外踝高点外踝尖，八风十趾趾缝间，
二趾纹端觅独阴，十趾尖端气端全，
奇穴效专有神功。

头面颈部穴

# 四神聪
## EX-HN1

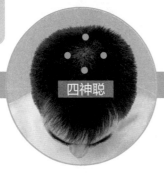

四神聪

# 当阳
## EX-HN2

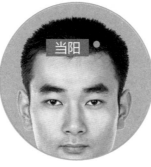

当阳

# 鱼腰
## EX-HN4

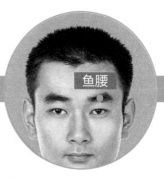

鱼腰

---

**【主治】**
失眠、健忘、癫痫、头痛、眩晕等。

**【精准定位】**
在头部，百会（GV20）前后左右各旁开1寸，共4穴。

**【快速取穴】**
先找百会，其前后左右各1横指处即是，共4穴。

**【局部解剖】**
在帽状腱膜中；有枕动脉、静脉，颞浅动脉、静脉顶支和眶上动脉、静脉吻合网；布有枕大神经、耳颞神经及眶上神经分支。

**【主治】**
失眠、健忘、癫痫、头痛、眩晕等。

**【精准定位】**
在头部，瞳孔直上，前发际上1寸。

**【快速取穴】**
直视前方，沿瞳孔垂直向上，自发际直上1横指处即是。

**【局部解剖】**
穴下有皮肤、皮下组织、枕额肌额腹或帽状腱膜下疏松结缔组织。分布有眶上神经和眶上动、静脉的分支或属支。

**【主治】**
口眼歪斜、目赤肿痛、三叉神经痛、视力模糊等。

**【精准定位】**
在头部，瞳孔直上，眉毛中。

**【快速取穴】**
直视前方，从瞳孔直上眉毛中即是。

**【局部解剖】**
在眼轮匝肌中；有额动脉、静脉外侧支；布有眶上神经、面神经分支。

---

 操作

平刺0.3~0.8寸；可灸。

操作

平刺或斜刺0.3~0.8寸，或用三棱针点刺放血；可灸。

 操作

沿眉中向外或内斜刺0.2~0.5寸；不可灸。

# 太阳
## EX-HN5

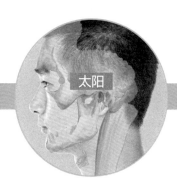

太阳

# 耳尖
## EX-HN6

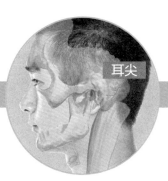

耳尖

# 球后
## EX-HN7

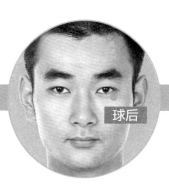

球后

【主治】

感冒、失眠、健忘、头痛、眩晕、三叉神经痛等。

【精准定位】

在头部，眉梢与目外眦之间，向后约1横指的凹陷中。

【快速取穴】

眉梢与目外眦连线中点向后1横指，触及一凹陷处即是。

【局部解剖】

在颞筋膜及额肌中；浅层有颞筋膜静脉丛、颧眶动脉、静脉，深层有颞深动脉、静脉；布有耳颞神经、面神经颞支，深层有颞深神经，三叉神经第2支分支。

【主治】

急性结膜炎、麦粒肿、沙眼、头痛、高血压等。

【精准定位】

在耳区，外耳轮的最高点。

【快速取穴】

将耳郭折向前方，耳郭上方尖端处即是。

【局部解剖】

有耳后动脉、静脉；布有耳颞神经。

【主治】

视神经炎、青光眼、斜视、虹膜睫状体炎等。

【精准定位】

在面部，眶下缘外1/4与内3/4交界处。

【快速取穴】

把眼眶下缘分成4等分，外1/4处即是。

【局部解剖】

在下睑板下方，眼轮匝肌中；浅层有动脉、静脉；布有面神经支和眶下神经，深层有眼神经，眶尖处有结状神经结和视神经。

 **操作**

直刺或斜刺0.3~0.8寸，或用三棱针点刺放血；可灸。

**操作**

用三棱针点刺出血；可灸。

 **操作**

直刺0.5~0.7寸，进针宜缓慢，不提插，以避免刺伤血管引起血肿；不可灸。

# 上迎香
## EX-HN8

# 内迎香
## EX-HN9

# 聚泉
## EX-HN10

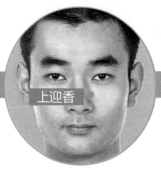
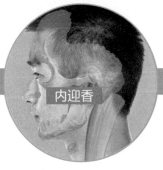
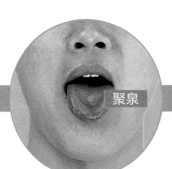

【主治】

过敏性鼻炎、鼻窦炎、鼻出血、嗅觉减退等。

【主治】

头痛、目赤肿痛、鼻炎、咽喉炎、中暑等。

【主治】

咳嗽、哮喘、语言障碍、味觉减退等。

【精准定位】

在面部，鼻翼软骨与鼻甲的交界处，近鼻翼沟上端处。

【精准定位】

在鼻孔内，鼻翼软骨与鼻甲交界的黏膜处。

【精准定位】

在口腔内，舌背正中缝的中点处。

【快速取穴】

沿鼻侧鼻翼沟向上推，上端尽头凹陷处即是。

【快速取穴】

正坐，在鼻孔内，与上迎香相对处的黏膜上。

【快速取穴】

正坐，张口伸舌。在舌正中缝的中点处即是。

【局部解剖】

有上唇方肌；有面动脉、静脉之分支；布有筛前神经、眶下神经分支及滑车下神经。

【局部解剖】

在鼻腔底部黏膜上；有面动脉、静脉的鼻背支；布有筛前神经的鼻外支。

【局部解剖】

在舌肌中；有舌动脉、静脉形成的动脉、静脉网；布有舌神经、舌下神经和面神经鼓索的神经纤维。

 操作

沿鼻唇沟上端向下斜刺0.3~0.8寸；不宜灸。

 操作

用三棱针点刺出血。素有出血倾向者禁用。

 操作

直刺0.1~0.2寸，或用三棱针点刺出血，针刺时手持纱布牵舌向外。

# 海泉
## EX-HN11

# 金津
## EX-HN12

# 玉液
## EX-HN13

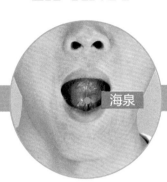

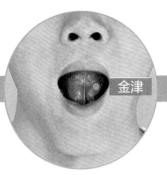

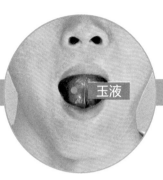

【主治】
口舌生疮、呕吐、腹泻、咽喉炎、糖尿病等。

【主治】
口腔炎、咽喉炎、语言障碍、昏迷等。

【主治】
口腔炎、咽喉炎、昏迷等。

【精准定位】
在口腔内，舌下系带中点处。

【精准定位】
在口腔内，舌下系带左侧的静脉上。

【精准定位】
在口腔内，舌下系带右侧的静脉上。

【快速取穴】
正坐，张口，舌转卷向后方，舌下系带中点处即是。

【快速取穴】
伸出舌头，舌底面系带左侧的静脉上即是。

【快速取穴】
伸出舌头，舌底面系带右侧的静脉上即是。

【局部解剖】
在颏舌肌中；穴下有舌黏膜、黏膜下组织和舌肌；布有舌神经、舌下神经和面神经鼓索的神经纤维及舌动脉的分支、舌深动脉和舌静脉的属支舌深静脉。

【局部解剖】
正在舌下静脉处。

【局部解剖】
正在舌下静脉处。

### 操作

直刺 0.3~0.8 寸，或用三棱针点刺放血；禁灸。

### 操作

用三棱针点刺出血。有出血倾向者禁用。

### 操作

用三棱针点刺出血。有出血倾向者禁用。

# 翳明
## EX-HN14

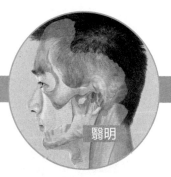

翳明

# 颈百劳
## EX-HN15

胸腹部穴

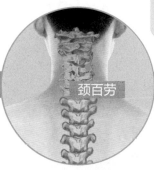

颈百劳

# 子宫
## EX-CA1

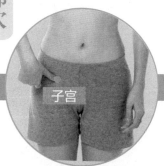

子宫

**【主治】**

远视、近视、白内障、青光眼、耳鸣、头痛、眩晕、失眠等。

**【精准定位】**

在项部，翳风（TE17）后1寸。

**【快速取穴】**

将耳垂向后按，正对耳垂边缘凹陷处，向后1横指处即是。

**【局部解剖】**

有耳后动脉、静脉；布有枕小神经和耳大神经。

**【主治】**

支气管炎、支气管哮喘、肺结核、颈椎病等。

**【精准定位】**

在颈部，第7颈椎棘突直上2寸，后正中线旁开1寸。

**【快速取穴】**

颈背交界椎骨高突处椎体，直上3横指，再旁开1拇指同身寸处。

**【局部解剖】**

在斜方肌、头夹肌中；由枕动脉、静脉和椎动脉、静脉；布有枕大神经和枕小神经分支。

**【主治】**

月经不调、子宫脱垂、盆腔炎、阑尾炎等。

**【精准定位】**

在下腹部，脐中下4寸，前正中线旁开3寸。

**【快速取穴】**

先取中极，旁开4横指处即是。

**【局部解剖】**

在腹内斜肌、外斜肌处；有腹壁浅动脉、静脉；布有髂腹下神经。

 操作

直刺0.4~0.8寸；可灸。

 操作

直刺0.4~0.8寸；可灸。

操作

直刺0.5~1.2寸；可灸。

# 定喘
## EX-B1

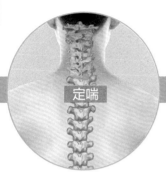

定喘

# 夹脊
## EX-B2

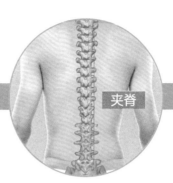

夹脊

# 胃脘下俞
## EX-B3

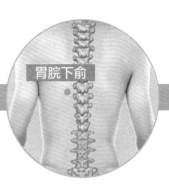

胃脘下俞

---

## 【主治】

支气管炎、支气管哮喘、百日咳、落枕等。

## 【精准定位】

在脊柱区，横平第7颈椎棘突下，后正中线旁开0.5寸。

## 【快速取穴】

颈背交界椎骨高突处椎体下缘，旁开半横指处即是。

## 【局部解剖】

在斜方肌、菱形肌、头夹肌、最长肌中；有颈横动脉和颈深动脉分支；布有第7、8颈神经后支。

**操作**

直刺0.5~1.0寸；可灸。

---

## 【主治】

心、肺、上肢疾病，胃肠疾病，腰、腹、下肢疾病等。

## 【精准定位】

在脊柱区，第1胸椎至第5腰椎棘突下两侧，后正中线旁开0.5寸，一侧17穴。

## 【快速取穴】

颈背交界椎骨高突处椎体，向下推共有17个椎体，旁开半横指处即是。

## 【局部解剖】

在横突间的韧带和肌肉中，浅层有斜方肌、背阔肌、菱形肌；中间层有上、下锯肌；深层有骶棘肌和横突棘突间的短肌。因穴位所处部位不同，每穴都有相应椎骨下发出的脊神经后支及其伴行的动脉、静脉丛分布。

**操作**

向脊柱正中方向斜刺0.5~1.0寸；可灸。

---

## 【主治】

胃炎、胰腺炎、支气管炎、肋间神经痛等。

## 【精准定位】

在脊柱区，横平第8胸椎棘突下，后正中线旁开1.5寸。

## 【快速取穴】

两肩胛下角连线与后正中线相交处向下推1个椎体，下缘旁开2横指处即是。

## 【局部解剖】

在斜方肌下缘，有背阔肌、最长肌；有第8肋间动脉、静脉背侧支的内侧支；布有第8胸神经后支内侧皮支，深层为第8胸神经后支外侧支。

**操作**

斜刺0.8~1.2寸；可灸。

# 痞根
## EX-B4

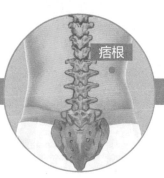

# 下极俞
## EX-B5

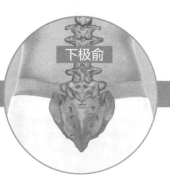

# 腰宜
## EX-B6

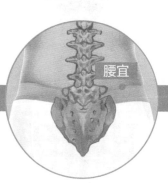

【主治】
胃痉挛、胃炎、肝炎、肝脾肿大、肾下垂等。

【主治】
肾炎、遗尿、肠炎、腰肌劳损、阳痿、遗精等。

【主治】
睾丸炎、遗尿、肾炎、腰肌劳损等。

【精准定位】
在腰区，横平第1腰椎棘突下，后正中线旁开3.5寸。

【精准定位】
在腰区，第3腰椎棘突下。

【精准定位】
在腰区，横平第4腰椎棘突下，后正中线旁开3寸。

【快速取穴】
肚脐水平线与后正中线交点向上推1个椎体，在其棘突下，旁开3.5寸处即是。

【快速取穴】
两侧髂嵴高点水平线与脊柱交点向上推1个椎体，下缘凹陷处即是。

【快速取穴】
两侧髂嵴高点水平线与脊柱交点旁开4横指，凹陷处即是。

【局部解剖】
在背阔肌、髂肋肌中；有第1腰动脉、静脉背侧支；布有第12胸神经后支外侧支，最深层为第1腰椎神经后支。

【局部解剖】
在腰背筋膜、棘上韧带及棘间韧带中；有腰动脉后支，棘间皮下静脉丛；布有腰神经后支内侧支。

【局部解剖】
在背阔肌、髂肋肌外缘。有第2腰动、静脉背侧支；分布有第3，第4腰神经皮支重叠分布，深层有腰椎横突及横突间韧带，腰丛神经。

 操作

 操作

 操作

直刺0.5~1.0寸；可灸。

直刺0.5~1.0寸；可灸。

直刺0.5~1.0寸；可灸。

# 腰眼
## EX-B7

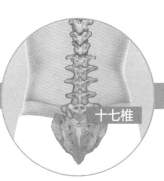

腰眼

# 十七椎
## EX-B8

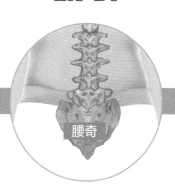

十七椎

# 腰奇
## EX-B9

腰奇

【主治】
腰痛、睾丸炎、遗尿、肾炎、腰肌劳损、妇科病等。

【主治】
月经不调、胎位不正、腰骶部疼痛等。

【主治】
癫痫、失眠、头痛、便秘、痔疮等。

【精准定位】
在腰区，横平第4腰椎棘突下，后正中线旁开3.5寸凹陷中。

【精准定位】
在腰区，第5腰椎棘突下凹陷中。

【精准定位】
在骶区，尾骨端直上2寸，骶角之间凹陷中。

【快速取穴】
两侧髂嵴高点水平线与脊柱交点旁开3.5寸处即是。

【快速取穴】
两侧髂嵴高点水平线与脊柱交点向下推1个椎体，棘突下即是。

【快速取穴】
顺着脊柱向下触摸，尾骨端直上3横指，凹陷处即是。

【局部解剖】
在背阔肌、髂肋肌处；有第2腰动脉、静脉背侧支；布有第12胸神经后支外侧支，第1腰神经外侧支。

【局部解剖】
在腰背筋膜、棘上韧带及棘间韧带中；有腰动脉后支，棘间皮下静脉丛；布有腰神经后支内侧支。

【局部解剖】
在棘上韧带处；有第2、3骶动脉、静脉；布有第2、3骶神经后支。

操作

操作

操作

直刺0.8~1.2寸；宜灸5~10壮。

直刺0.5~1.0寸；可灸。

向上斜刺1.5~2.0寸；可灸。

上肢穴

# 肘尖
## EX-UE1

# 二白
## EX-UE2

# 中泉
## EX-UE3

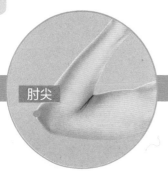

肘尖

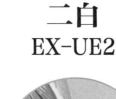

二白

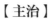

中泉

**【主治】**

淋巴结核、痈疔疮疡等。

**【主治】**

前臂神经痛、胸胁痛、脱肛、痔疮等。

**【主治】**

支气管炎、支气管哮喘、胃炎、肠炎等。

**【精准定位】**

在肘后区，尺骨鹰嘴的尖端。

**【精准定位】**

在前臂前区，腕掌侧远端横纹上4寸，桡侧腕屈肌腱两侧，一肢2穴。

**【精准定位】**

在前臂后区，腕背侧远端横纹上，指总伸肌腱桡侧的凹陷中。

**【快速取穴】**

屈肘，摸到肘关节的最尖端处即是。

**【快速取穴】**

握拳，拇指侧一筋凸起，腕横纹直上5横指处与筋交点两侧即是。

**【快速取穴】**

手用力撑开，总伸肌腱与腕背横纹交点靠拇指侧的凹陷处即是。

**【局部解剖】**

有浅筋膜；有肘关节动脉网；布有前臂背侧皮神经。

**【局部解剖】**

一穴在桡侧腕屈肌腱大指侧；有桡动脉、静脉；浅层布有前臂外侧皮神经分支。一穴在桡侧腕屈肌腱小指侧；有掌侧动脉、静脉；布有前臂内侧皮神经、正中神经。

**【局部解剖】**

浅层有前臂背侧皮神经和桡神经手背支分布；深层有桡神经肌支和桡动脉腕背支分布。

 操作

直刺0.1寸或向上平刺0.5寸；宜灸。

 操作

直刺0.5~0.8寸；可灸。

 操作

直刺0.3~0.5寸；可灸。

# 中魁
## EX-UE4

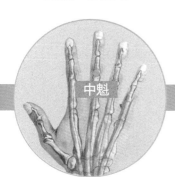

【主治】

反胃、呕吐、急性胃炎、贲门梗阻、鼻出血等。

【精准定位】

在手指，中指背面，近侧指间关节的中点处。

【快速取穴】

中指背侧靠近心脏端的指间关节中点处即是。

【局部解剖】

有指背动脉和神经。

# 大骨空
## EX-UE5

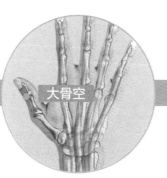

【主治】

目痛、结膜炎、白内障、急性胃肠炎等。

【精准定位】

在手指，拇指背面，指间关节的中点处。

【快速取穴】

抬臂俯掌，拇指指关节背侧横纹中点处即是。

【局部解剖】

有指背动脉和神经。

# 小骨空
## EX-UE6

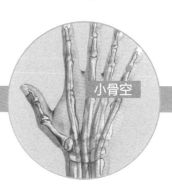

【主治】

眼肿痛、咽喉炎、掌指关节痛、吐泻等。

【精准定位】

在手指，小指背面，近侧指间关节的中点处。

【快速取穴】

小指背侧近端指间关节横纹中点处即是。

【局部解剖】

有指背神经和动脉。

 **操作**

直刺 0.1~0.2 寸；宜灸。

 **操作**

直刺 0.1~0.2 寸；宜灸。

**操作**

直刺 0.1~0.2 寸；宜灸。

# 腰痛点
## EX-UE7

# 外劳宫
## EX-UE8

# 八邪
## EX-UE9

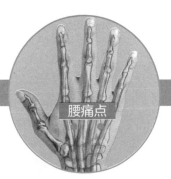

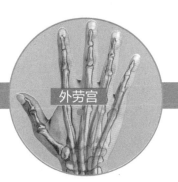

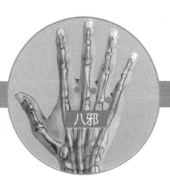

【主治】

急性腰扭伤、头痛、目眩、耳鸣、气喘等。

【主治】

颈椎病、落枕、偏头痛、咽喉炎、手背红肿等。

【主治】

手指关节疾病、手指麻木、手肿、头痛等。

【精准定位】

在手背，第2、3掌骨间及第4、5掌骨间，腕背侧远端横纹与掌指关节的中点处，一手2穴。

【精准定位】

在手背，第2、3掌骨间，掌指关节后0.5寸（指寸）凹陷中。

【精准定位】

在手背，第1～5指间，指蹼缘后方赤白肉际处，左右共8穴。

【快速取穴】

手背第2、3掌骨间，第4、5掌骨间，掌背中点的凹陷处即是。

【快速取穴】

手背第2、3掌骨间从掌指关节向后半横指处即是。

【快速取穴】

手背，第1～5指间，两手指根部之间，皮肤颜色深浅交界处。

【局部解剖】

有骨间肌；有掌背动脉；布有掌背神经及指掌侧总神经。

【局部解剖】

有骨间肌；有掌背动脉，手背静脉网；布有桡神经分支。

【局部解剖】

有掌背动脉、静脉及指动脉、静脉；布有指背神经和指掌侧固有神经。

操作

直刺0.5~0.8寸；可灸。

操作

直刺0.5~0.8寸；可灸。

操作

微握拳，向掌骨间斜刺0.5~0.8寸；可灸。

# 四缝
## EX-UE10

# 十宣
## EX-UE11

下肢穴

# 髌骨
## EX-LE1

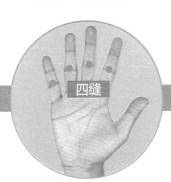

四缝

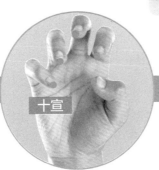

十宣

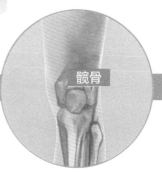

髌骨

【主治】
百日咳、哮喘、小儿消化不良、肠蛔虫病等。

【主治】
昏迷、休克、急性胃肠炎、高血压等。

【主治】
腿痛、膝关节炎等。

【精准定位】
在手指，第2～5指掌面的近侧指间关节横纹的中央，一手4穴。

【精准定位】
在手指，十指尖端，距指甲游离缘0.1寸（指寸），左右共10穴。

【精准定位】
在股前区，梁丘（ST34）两旁各1.5寸，一肢2穴。

【快速取穴】
手掌侧，第2～5指近端指间关节中点即是。

【快速取穴】
十指微屈，手十指尖端，指甲游离缘尖端处即是。

【快速取穴】
先在髌骨外上缘上3横指取梁丘，在梁丘两侧各2横指处即是。

【局部解剖】
有指浅层肌腱、深层肌腱，指腱鞘，指十字韧带，指关节腔；有指掌侧固有动脉、静脉；布有指掌侧固有神经。

【局部解剖】
有指掌侧固有动脉、静脉形成的动脉、静脉网；布有指掌侧固有神经和丰富的痛觉感受器。

【局部解剖】
外侧穴在股外侧肌中，有旋股外侧动脉降支；布有股神经外侧皮支。内侧穴在股内侧肌中，布有股神经的前皮支，股神经肌支。

 操作

 操作

操作

点刺0.1～0.2寸，挤出黄白色透明样黏液。

点刺出血，或浅刺0.1～0.2寸；可灸。

直刺0.5～1.0寸，或向膝盖方向平刺1.5寸；可灸。

# 鹤顶
## EX-LE2

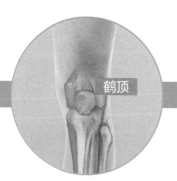

鹤顶

**【主治】**
膝关节炎、下肢无力、脑血管病后遗症等。

**【精准定位】**
在膝前区，髌底中点的上方凹陷中。

**【快速取穴】**
膝部正中骨头上缘正中凹陷处即是。

**【局部解剖】**
在髌骨上缘股四头肌肌腱中；有膝关节动脉网；布有股神经前皮支及肌支。

 操作
直刺0.3~0.5寸；可灸。

# 百虫窝
## EX-LE3

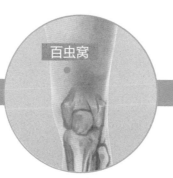

百虫窝

**【主治】**
荨麻疹、风疹、皮肤瘙痒症、湿疹、蛔虫病等。

**【精准定位】**
在股前区，髌底内侧端上3寸。

**【快速取穴】**
屈膝，血海上1横指处即是。

**【局部解剖】**
在股内侧肌中；有股动脉、静脉；布有股神经前皮支，深层有股神经肌支。

操作
直刺0.5~1.2寸；可灸。

# 内膝眼
## EX-LE4

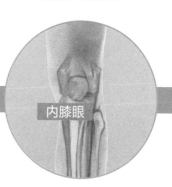

内膝眼

**【主治】**
各种原因所致的膝关节炎。

**【精准定位】**
在膝部，髌韧带内侧凹陷处的中央。

**【快速取穴】**
坐位，微伸膝关节，膝盖下内侧凹窝处即是。

**【局部解剖】**
在髌骨下韧带内侧；有膝关节动脉、静脉网；浅层布有隐神经的下支，股外侧皮神经分支，深层有腓总神经分支。

操作
向膝中斜刺0.5~1.0寸；可灸。

# 胆囊
## EX-LE6

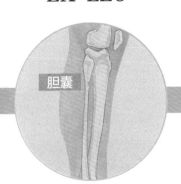

# 阑尾
## EX-LE7

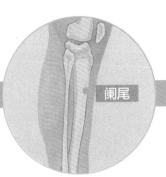

# 内踝尖
## EX-LE8

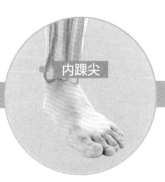

---

**【主治】**
急慢性胆囊炎、胆结石、下肢瘫痪等。

**【主治】**
急慢性阑尾炎、胃炎、下肢瘫痪等。

**【主治】**
牙痛、霍乱、小儿不语等。

**【精准定位】**
在小腿外侧，腓骨小头直下2寸。

**【精准定位】**
在小腿外侧，髌韧带外侧凹陷（犊鼻）下5寸，胫骨前嵴外1横指（中指）。

**【精准定位】**
在踝区，内踝的最凸起处。

**【快速取穴】**
小腿外侧上部，阳陵泉直下3横指处即是。

**【快速取穴】**
足三里向下2寸处即是。

**【快速取穴】**
正坐，垂足，内踝之最高点处即是。

**【局部解剖】**
在腓骨长肌与趾长伸肌处；有胫前动脉、静脉分支；布有腓肠外侧脉皮神经和腓浅神经。

**【局部解剖】**
在胫骨前肌和趾长伸肌中；有胫前动脉、静脉；布有腓肠外侧皮神经、腓深神经。

**【局部解剖】**
局部有内踝韧带，分布有胫神经。

 操作

 操作

 操作

直刺0.8~1.2寸；可灸。

直刺0.5~1.5寸；可灸。

可斜刺或平刺0.3~0.5寸；三棱针点刺出血；可灸。

# 外踝尖
## EX-LE9

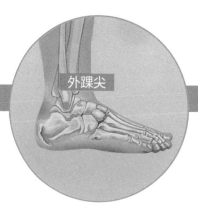

外踝尖

**【主治】**
牙痛、腓肠肌痉挛、寒热脚气等。

**【精准定位】**
在踝区，外踝的最凸起处。

**【快速取穴】**
正坐，垂足，外踝之最高点处即是。

**【局部解剖】**
局部有外踝韧带，分布有腓浅神经和腓肠外神经。

**操作**

可斜刺或平刺 0.3～0.5 寸；三棱针点刺出血；可灸。

# 八风
## EX-LE10

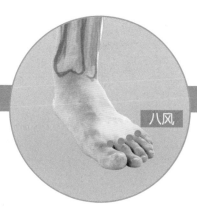

八风

**【主治】**
头痛、牙痛、足部肿痛、趾痛、月经不调等。

**【精准定位】**
在足背，第 1～5 趾间，趾蹼缘后方赤白肉际处，左右共 8 穴。

**【快速取穴】**
足5趾各趾间缝纹头尽处即是，一侧4穴。

**【局部解剖】**
在趾骨小头间前跖骨间肌中；有腓深神经和腓浅神经。

**操作**

向足底斜刺 0.5～0.8 寸，或点刺出血；可灸。

# 独阴
## EX-LE11

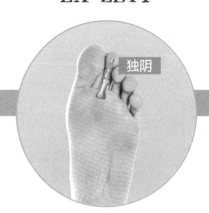

# 气端
## EX-LE12

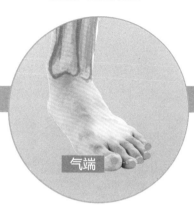

【主治】

小肠疝气、心绞痛、干呕、月经不调等。

【主治】

足背肿痛、足趾麻木、中风等。

【精准定位】

在足底，第2趾的跖侧远端趾间关节的中点。

【精准定位】

在足趾，十趾端的中央，距趾甲游离缘0.1寸（指寸），左右共10穴。

【快速取穴】

仰足，第2足趾掌面远端趾间关节横纹中点处即是。

【快速取穴】

正坐，足十趾尖端趾甲游离尖端即是。

【局部解剖】

有趾短屈肌腱、长屈肌腱；有趾底固有动脉、静脉的分支；布有趾足底固有神经。

【局部解剖】

有趾背动脉及跖趾固有动脉形成的动脉网；布有跖趾固有神经。

 操作

直刺0.1~0.2寸；可灸。

 操作

直刺0.1~0.2寸；可灸。

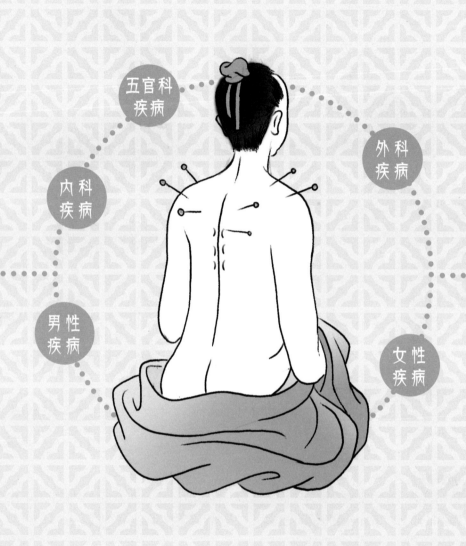

五官科疾病

外科疾病

内科疾病

男性疾病

女性疾病

第三章

# 针灸防治常见病

感冒了要针灸哪些穴位？咳嗽能针灸吗？哮喘用针灸怎么调治？许多初学者对常见病的针灸穴位选择、补泻法都不了解。本章详细介绍了内科疾病、外科疾病、五官科疾病、男性疾病、女性疾病等常见疾病的针灸治疗方法，辨证分型，对症选经配穴，供初学者参考学习。

# 针灸的治疗原理

针灸防治疾病是在中医基本理论指导下，依据脏腑、经络、阴阳、五行、病因病机、诊断治则等进行辨证论治的，所以针灸与中医方药的运用基本相同，只不过所采用的具体方法不同。针灸是运用针或灸两种方法作用在人体的腧穴上，通过经络的作用发挥效能，从而达到防治疾病的目的。针灸在临床的应用范围非常广泛，包括内科疾病、外科疾病等各科疾病。针灸之所以有这样广泛的适应证，又有这样好的效果，是由于针灸具有调和阴阳、扶正祛邪和疏通经络等作用。

## 调和阴阳

针灸的治疗核心在于调和阴阳，正如《黄帝内经》中说："用针之要，在于知调阴与阳。调阴与阳，精气乃光，合形与气，使神内藏。"这就是说针灸防治疾病的关键在于调节阴阳的偏盛与偏衰，使机体阴阳调和，保持精气充沛，形气相合，神气内存。针灸调和阴阳的作用，基本上是通过经络、腧穴配伍和针刺手法来实现的。如胃火炽盛引起的牙痛，属阳热偏盛，治宜清泻胃火，取足阳明胃经内庭，针刺泻法，以清泻胃热。如寒邪伤胃引起的胃痛，属阴邪偏盛，治宜温中散寒，取足阳明胃经足三里和胃之募穴中脘，针用补法，并灸，以温散寒邪。肾阴不足，肝阳上亢引起的眩晕，属阴虚阳亢证。本着"阳病治阴，阴病治阳"的原则，治宜育阴潜阳，取足少阴肾经太溪，补之；取足厥阴肝经行间，泻之，以协调阴阳。

此外，由于阴阳之间可相互化生，相互影响，故治阴应顾及阳，治阳应顾及阴，所以针灸治法上又有"从阴引阳，从阳引阴"等方法。这些方法的核心仍是调和阴阳。

**扶正祛邪**

在临床上补虚泻实是扶正祛邪法则的具体应用，而针灸的补虚与泻实，主要是通过针灸手法和腧穴的配伍两个方面实现的。在刺灸法方面，针刺补法和艾灸属补法范畴，有扶正的作用；针刺泻法和放血疗法属泻法范畴，有祛邪的作用。如虚脱证，症见面色苍白、大汗淋漓、四肢厥冷、脉微，治宜回阳固脱，急取关元、神阙，大艾炷灸之，并取足三里，针刺补法。再如外感温热邪气，高热神昏，烦躁口渴，脉洪大而数，治宜泻热开窍，取十二井穴[①]，用三棱针点刺出血，再取大椎、曲池，针刺泻法，二者相配可达泻热、启闭、开窍之功。在腧穴配伍方面，膏肓、气海、关元、足三里、命门等有补的作用，多在扶正时应用；而十宣、中极、水沟有泻的作用，多在祛邪时应用。

**疏通经络**

针灸疗法是采用针法和灸法，作用于腧穴、经络，通过经气的作用，调和阴阳，补虚泻实，扶正祛邪，通其瘀滞，理其气血，从而排除致病因素，治愈疾病。如阳明经气偏盛引起的身热、口渴，可取阳明经内庭、曲池泻热止渴；阳明经气偏衰引起的身寒，可取阳明经足三里、合谷温补之。再如足阳明胃经浊气上逆，引起呕吐，或因足阳明胃经清气不升引起的腹泻、腹胀等症状，均可取足阳明胃经足三里治之。以上均为通过疏理阳明经气，调理气血，而达到防治疾病的目的。

①十二井穴，由十二经的井穴组成，均位于四肢末端，即少商、中冲、少冲、商阳、关冲、少泽、隐白、大敦、涌泉、厉兑、足窍阴、至阴，主要用于热性病的急救，主治中暑急症、中风卒倒、人事不省、高血压等。

# 针灸的治疗原则

治疗原则，即治疗疾病时所依据的准则，这对于针灸处方选穴，以及操作方法的运用等都具有重要的指导意义。

疾病的证候表现多种多样，病理变化复杂多变，除病有虚、实、寒、热之分外，病情有轻重缓急，患者体质有弱有强，地区气候也不尽相同。因此还应分清主次，区别缓急，注意局部与整体，同病异治和异病同治，以及因人、因时、因地制宜的原则，才能取得较好的治疗效果。

## 一、清热与温寒

热性病证用"清"法，即以寒治热；寒性病证用"温"法，即以热治寒，均属于正治法。这是针对热性病证和寒性病证制订的清热、温寒的治疗原则。

### 1. 热则疾之

《黄帝内经·灵枢·经脉》中说："热则疾之。"热性病证的治疗原则是浅刺疾出或点刺出血，手法宜轻而快，可以不留针，且针用泻法，以清泻热毒。

### 2. 寒则留之

《黄帝内经·灵枢·经脉》中说："寒则留之。"寒性病的治疗原则是深刺而久留针，以达温经散寒的目的。因阳虚寒盛，针刺不易得气，故应留针候气。

## 二、补虚与泻实

补虚泻实即扶正祛邪。补虚就是扶助正气，泻实就是祛除病邪。"虚"指正气不足，"实"指邪气有余。

虚者宜补，实者宜泻。《黄帝内经·灵枢·经脉》中说："盛则泻之，虚则补之……陷下则灸之，不盛不虚，以经取之。"《黄帝内经·灵枢·九针十二原》中说："虚则实之，满则泄之，宛陈则除之，邪盛则虚之。"都是针对虚证、实证制订的补虚泻实的治疗原则。

补虚泻实既是针灸治疗原则，又是针灸治病的重要方法。《黄帝内经·灵枢·九针十二原》中说："无实无虚，损不足而益有余，是谓甚病，病益甚。"《类经》也说："凡用针者，但可泻其多，不可泻其少，当详察血气，而为之补泻也。"补泻不可误用，不可犯"虚虚实实"之戒，否则，就会造成"补泻反则病益笃"的不良后果。

### 三、局部与整体

针灸防治疾病，要善于处理局部与整体的关系，因为机体某一部分出现的局部病证，往往又是整体疾病的一部分。例如，头痛和目赤肿痛多与肝火上炎有关，口舌生疮、小便短赤多因心和小肠有火引起。只有从整体观念出发，辨证施治，才不会出现"头痛仅医头，脚痛仅医脚"的片面倾向。

### 四、治标与治本

针灸防治疾病要分标本主次、轻重缓急。分标本缓急，就是要抓主要矛盾。对于任何一种病证，是先治标，还是先治本，还是标本同治，要根据病证的轻重缓急而定。

**1. 急则治标**

在紧急情况下，标病急于本病时，应先治标病，后治本病。治标是在紧急情况下的一种权宜之计，可以为治本创造有利的条件。

**2. 缓则治本**

在一般病势不急的情况下，病在内者治其内，病在外者治其外，正气虚者固其本，邪气盛者祛其邪。治其病因，症状可解；治其先病，后病可除。

**3. 标本同治**

当标病与本病俱急或俱缓时，均宜标本同治。

### 五、同病异治与异病同治

中医临证防治疾病，不是着眼于"病"的异同，而是注重"证"的区别，这就产生了同病异治、异病同治的法则。

**1. 同病异治**

同一种疾病，因人、因时、因地的不同，或由于病情的发展、病机的变化，涉及的脏腑、经络各异而采取不同的治法，谓之同病异治。

**2. 异病同治**

不同的疾病，病因相同或在病程发展的某一阶段，出现了相同的病机变化，则采取相同的治法，谓之异病同治。

# 选经配穴处方

经脉不但对解释生理病理非常重要，而且在针灸治疗上也是十分重要的。经络既是人体组织结构的组成部分，又是人体功能的调控系统。在针灸治疗上调治经脉气血、脏腑功能的偏颇，针感传导的运载，疏通气滞，导气于不足，以达到调和阴阳，补虚泻实的目的，因此在治疗上要首选经脉。如肺部病证应首选手太阴肺经的经穴，这是为处方奠定基础，其次则是配穴、处方。

针灸处方体现治疗原则和治疗方法，是针灸临床治疗的实施方案，直接关系治疗效果。

治疗原理和原则已在前面有关章节中讲述，这里重点介绍一下腧穴的选择和配伍。

## ● 选穴原则 ●

腧穴，是针灸处方的主要内容。选穴的基本原则是循经取穴，这是根据"经脉所通，主治所及"的原理而来的。在循经取穴原则的指导下，常用的选穴原则有近部取穴、远部取穴、对症取穴、特定穴的应用，以及结合现代医学知识和科研成果选穴等。

### 一、近部选穴

近部选穴是指在病症或病变的局部或邻近部位选取穴位，又称"局部取穴"。近部选穴的应用非常广泛，《黄帝内经》就有很多记载。例如，《黄帝内经·素问·骨空论》中说："腰痛不可以转摇，急引阴卵，刺八髎与痛上。"《黄帝内经·灵枢·周痹》中说："愿闻众痹……此各在其处，更发更止，更居更起，以右应左，以左应右……刺此者，痛虽已止，必刺其处，勿令复起。"其中"刺八髎与痛上"和"必刺其处"都是在病变部位选取腧穴的。

### 二、远部选穴

远部选穴是在离病变较远的部位选取腧穴，通常以肘、膝以下的穴位为主，所以又称"远道取穴"，其根据是腧穴的远治作用。这是针灸处方选穴的基本方法，体现了针灸辨证论治的思想。

### 三、对症选穴

症状是疾病的病理反应，而不是疾病的本质，一种疾病可以出现多种症状，一种症状也可以在多种疾病中出现。所以，对错综复杂的症状应加以分析，在明确辨证后，为解除患者疾苦，而针对某些症状选择有效的腧穴进行治疗，称为"对症选穴"。适当地采用对症选穴法，也是针灸处方中不可忽视的环节。

### 四、按腧穴的特殊作用选穴（特定穴的应用）

特定穴是指十四经穴中具有某种特殊作用的腧穴，由于其形式固定，作用各异，故有不同的含义和名称。临床应用时，根据中医基础理论和腧穴特性选择穴位，又称为"辨证取穴"，是针灸选穴中的重要内容。

"近部选穴"和"远部选穴"都是以病变的部位为依据，但疾病的发生单用部位并不能完全概括，如发热、自汗、盗汗、虚脱等，均属于全身症状，对此就不能单用"近部"或"远部"选取穴位法，而应结合病情的变化，按照中医的基本理论，参照腧穴的特性选取腧穴以辨证施治。如气机不利引起的胸闷、气促，取膻中、合谷以理气；血病中的血虚、慢性出血性疾患，可取膈俞、三阴交以调血养血；阴虚火旺之不寐，取神门、大陵、太溪以滋阴降火，使心肾相交则自寐，都属于特定穴的应用。

### 五、结合现代医学知识选取穴位

在辨证论治的基础上，在保持中医特点的同时，根据病情，结合现代医学知识，适当地选取穴位，可以提高疗效，并有助于针灸原理的研究。

（1）结合解剖部位选穴。在病变脏器或器官的附近选取穴位，哪个脏器或器官有病变，就在其病变部位的附近选取穴位。如头痛、头晕和脑内的病变，可选取百会、四神聪、风府、风池等头部穴位；眼部疾病可选取眼周围的穴位，如睛明、攒竹、瞳子髎、球后等；耳病可选取耳周围的穴位，如耳门、听宫、听会、翳风等。

（2）按神经节段取穴。内脏有病，往往能反应到相应的体表，而体表的功能变化，也能影响到相同节段的内脏。有些人用这种理论来解释经络学说，即以躯体神经节段内脏联系，来解释穴位、经络、内脏的联系。人们把这种学说称为"神经节段学说"。

（3）按神经干的走向和分布取穴。经络与神经有着密切的关系，在辨证的基础上结合神经干刺激方法，对某些疾病，尤其是神经系统疾病，有一定的疗效，如颈椎病、坐骨神经痛、小儿麻痹等。

### 六、结合临床和实验室科研成果选穴

目前在针灸的临床研究和实验室研究方面，均取得很多成果。我们可以结合这些成果用于临床实践，有助于提高治疗效果，在辨证论治的基础上结合研究成果选取穴位。

# 配穴方法

　　配穴方法，是在选穴原则的基础上，根据不同病症的治疗需要，选择具有协调作用的两个及以上的穴位加以配伍应用的方法。配穴是否恰当，直接影响治疗效果，所以临床配穴时一定要从整体出发，根据患者的具体情况，全面考虑，以法统方，做到处方严谨、腧穴主次分明。历来配穴方法很多，现将常用的几种配穴方法介绍如下。

## 一、远近配穴法

　　远近配穴法是近部选穴和远部选穴相配合使用的一种方法，为临床所常用。使用这种配穴方法的依据是腧穴的局部作用和远端作用。配合的原则是根据病性、病位循经取穴，辨证取穴。

　　应用：这种配穴方法实际上包括了近部取穴、远部取穴和辨证取穴三部分，只有把三者相互有机地配合成方，才能获得良好的效果。

## 二、原络配穴法

　　原络配穴法是指相表里经的原穴与络穴配合应用。在应用时无论是表经还是里经，均以原穴为主，络穴为客，所以又称为"主客配穴法"。本法应用的根据是表里经在经络上由络脉相互联系，在内脏上，阴经属脏络腑，阳经属腑络脏，故二经相配可起协助作用，加强疗效。

　　应用的原则有两点：一是根据脏腑经络的先病与后病。先病者为主，则取其原穴，后病者为客，则取其络穴。如肺经先病，则取其原穴太渊为主，大肠经后病，则取其络穴偏历为客；反之，大肠经先病，肺经后病，则取大肠经原穴合谷为主，肺经络穴列缺为客。二是根据病变的脏腑。病变的脏腑取原为主，相表里的取络为客。如肝病导致视力模糊，可取肝经原穴太冲为主，胆经络穴光明为客。

　　在临床上配穴时往往不限于原穴和络穴，而是以脏腑经脉的阴阳表里的关系为配穴依据，即阴经的病变，可同时在其相表里的阳经取穴；阳经的病变，可同时在其相表里的阴经取穴，称为"表里配穴法"。

## 三、俞募配穴法

　　俞募配穴法是指胸腹部的募穴和腰背部的俞穴相配合应用。俞募配穴法的应用根据有两点：一是俞穴和募穴都是脏腑之气输注或汇聚之处，与脏腑关系极为密切，既可反应脏腑的疾病，又可调节脏腑功能调治脏腑病。如《难经·六十七难》中说："阴病行阳，阳病行阴，故令募在阴，俞在阳。"意思是功能失调的脏病，常在属阳的腰背部俞穴出现压痛、敏感区或硬结等异常现象；功能失调的腑病，常在属阴的胸腹部募穴出现压痛、敏感区和硬结等异常现象。二是遵照《黄帝内经·素问·阴阳应象大论》中"故善用针者，从阴引阳，从阳引阴"，可见俞穴和募穴可调节脏腑之阴阳。所谓从阴引阳，即属于阳腑病的病气，常出现于阴分的募穴，多用来治疗属阳的腑病。所谓从阳引阴，即五脏病，常反应丁阳分的背俞穴，可用来治疗属阴的脏病。

### 四、同名经配穴法

同名经配穴法是指手足经脉名称相同的经穴相配。这种配穴法的应用根据是手足经脉名称相同均可交会灌注，如手足阳明经交会于鼻旁、手足少阳经交接于外眼角、手足太阳经交会于内眼角等。

### 五、五输配穴法

五输是指十二经脉在肘、膝以下的五输穴。其配穴方法根据五输穴的主病，及"虚则补其母，实则泻其子"和"子能令母实，母能令子虚"的原则应用。

### 六、上下配穴法

上，指上肢和腰部以上；下，指下肢和腰部以下。上下配穴法在临床上应用较广。例如，胃痛，上肢取内关，下肢取足三里；咽喉痛、牙痛，上肢取合谷，下肢取内庭；脱肛、子宫脱垂，上取百会，下取长强或关元；头痛项强则下取昆仑，等等。

### 七、左右配穴法

左右配穴法是以经络循行交叉的特点为取穴依据的配穴法。此法一般多用于头面部疾患，如左侧面瘫取右侧合谷，右侧面瘫取左侧合谷。又因经络的分布是对称的，所以临床对于内脏病的取穴，一般均可左右同用，以加强其协调作用。例如，胃病取两侧的胃俞、足三里。此外，亦有舍患侧而取健侧者，如偏瘫、痹痛等，用此法也有一定的效果。

### 八、八脉交会穴配穴法

八脉交会穴配穴法是将公孙、内关、外关、足临泣、后溪、申脉、列缺、照海，8个穴分4组，配合应用。

### 九、对穴配穴法

对穴配穴法主要是根据腧穴的特性、功用来配对，两穴相配可加强作用，或协同作用，或协调、辅佐作用。在一个处方中，可有一对配穴或几对配穴。从形式上看，如俞募配穴、原络配穴也属于对穴配穴法，但这是特效穴配穴法。除此之外，尚有许多两个穴位同用的情况，其疗效更为明显。如合谷、曲池合用，可提高清热解毒的作用。

## 内科疾病

# 感冒

感冒是常见的外感疾病，可表现为鼻塞、流涕、打喷嚏、咳嗽、头痛、恶寒、发热、全身不适等。一年四季均可发病，尤以冬春两季多见。

**风寒型** | 恶寒重，发热轻或不发热，无汗，肌肉酸痛，流清涕。

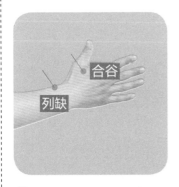

❶针刺列缺、合谷，泻法，留针15～30分钟。

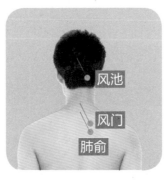

❷针刺风池、风门、肺俞，泻法，留针15～30分钟。

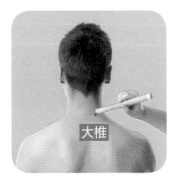

❸在大椎行灸法，用艾条温和灸大椎5～10分钟，至全身微微汗出或者穴位局部皮肤发红即可。

**风热型** | 微恶风寒，发热重，头痛，有汗，咽喉红肿，鼻塞涕浊。

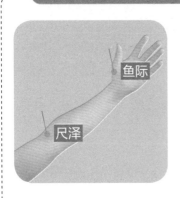

❶针刺鱼际、尺泽，泻法，留针15～30分钟。

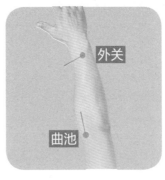

❷针刺外关、曲池，泻法，留针15～30分钟。

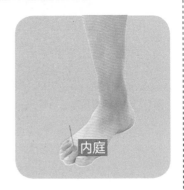

❸针刺内庭，泻法，留针15～30分钟。

*温馨提示：本章图示部分仅供参考，具体针灸方法最好在医生指导下应用。*

# 咳嗽

咳嗽是指外感或内伤等因素导致肺失宣肃，肺气上逆，冲击气道，发出咳声或伴咳痰为临床特征的一种病症。咳嗽分外感咳嗽与内伤咳嗽。

**外感咳嗽** | 咳嗽病程较短，起病骤急，或兼有寒热、头痛等表证。

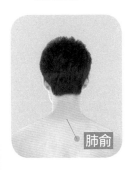  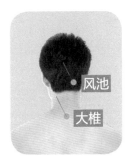 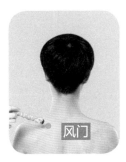

❶针刺肺俞，泻法，留针15～30分钟。

❷针刺列缺、合谷，泻法，留针15～30分钟。

❸外感风热加刺大椎、风池，泻法，留针15～30分钟。

❹外感风寒加灸风门，用艾条温和灸风门5～10分钟。

**内伤咳嗽** | 一般为久咳，反复咳嗽，可伴有其他脏腑内伤证。

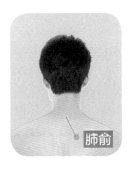 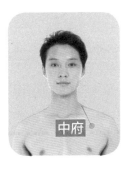 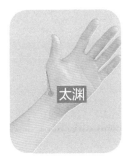 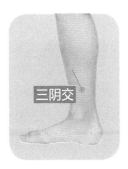

❶针刺肺俞，平补平泻法，留针15～30分钟。

❷针刺中府，平补平泻法，留针15～30分钟。

❸针刺太渊，平补平泻法，留针15～30分钟。

❹针刺三阴交，平补平泻法，留针15～30分钟。

# 哮喘

哮喘是以呼吸急促或喉中喘鸣有声，甚至张口抬肩，不能平卧，严重时头额冷汗、口唇发青紫等为临床特征的一种疾患，分为实证哮喘和虚证哮喘两种。

**实证哮喘** | 病程短，表现为哮喘声高气粗，呼吸快而深长，体质较强。

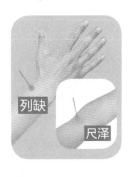

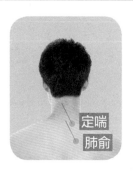

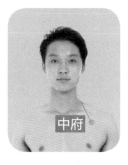

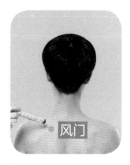

❶ 针刺列缺、尺泽，泻法，留针15～30分钟。

❷ 针刺肺俞、定喘，泻法，留针15～30分钟。

❸ 针刺中府，泻法，留针15～30分钟。

❹ 风寒者加灸风门，用艾条温和灸风门5～10分钟。

**虚证哮喘** | 病程长，表现为哮喘声低气怯，气息短促，深吸为快，体质虚弱。

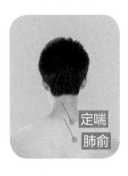

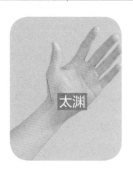

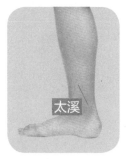

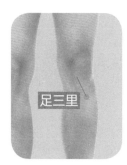

❶ 针刺肺俞、定喘，补法，留针15～30分钟。

❷ 针刺太渊，补法，留针15～30分钟。

❸ 针刺太溪，补法，留针15～30分钟。

❹ 针刺足三里，补法，留针15～30分钟。

# 便秘

正常人每日排便1~2次或1~2日排便1次；便秘患者每周排便少于3次，并且排便费力，粪质硬结、量少。便秘分为热性便秘和寒性便秘两种。

---

**热性便秘** | 大便干结，腹胀，口干口臭，或伴有头痛、小便短黄。

 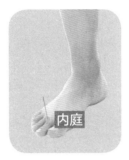 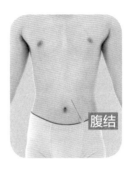 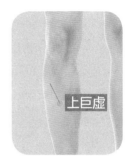

❶针刺合谷，泻法，留针15~30分钟。

❷针刺内庭，泻法，留针15~30分钟。

❸针刺腹结，泻法，留针15~30分钟。

❹针刺上巨虚，泻法，留针15~30分钟。

---

**寒性便秘** | 大便艰涩，排出困难，腹中冷痛，四肢欠温，小便清长。

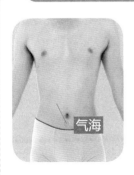 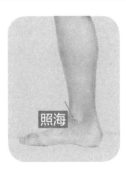 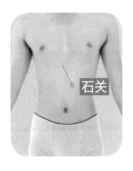 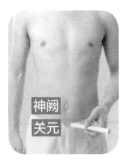

❶针刺气海，补法，留针15~30分钟。

❷针刺照海，补法，留针15~30分钟。

❸针刺石关，补法，留针15~30分钟。

❹用艾条温和灸神阙、关元5~10分钟。

# 泄泻

泄泻可分为急性泄泻和慢性泄泻，若泄泻次数过多，体内大量的电解质及水分会随粪便流失，就会出现全身乏力等症状，也会严重影响正常的工作及生活。

**急性泄泻** | 发病势急，病程短，大便次数多，小便减少。

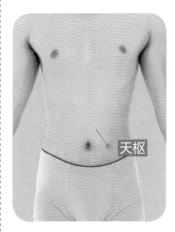

❶针刺天枢，泻法，留针15～30分钟。

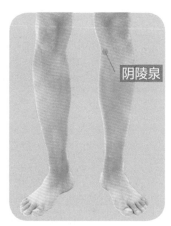

❷针刺阴陵泉，泻法，留针15～30分钟。

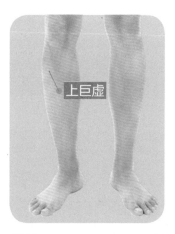

❸针刺上巨虚，泻法，留针15～30分钟。

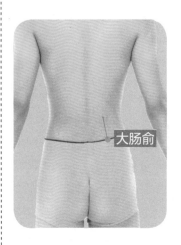

❹针刺大肠俞，泻法，留针15～30分钟。

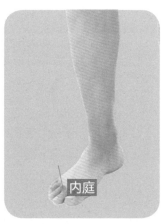

❺热甚加内庭，用三棱针点刺放血。

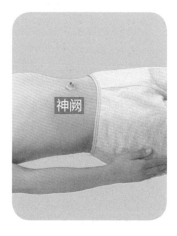

❻有寒湿加灸神阙，隔姜灸神阙5～10分钟。

**慢性泄泻** | 起病势缓，病程长，便泻次数少。

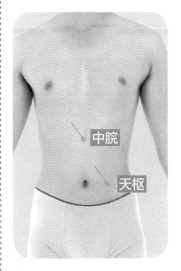

❶针刺中脘、天枢，补法，留针15～30分钟。

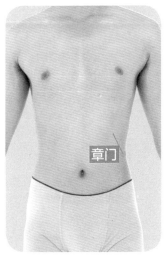

❷针刺章门，补法，留针15～30分钟。

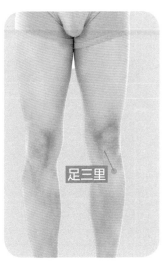

❸针刺足三里，补法，留针15～30分钟。

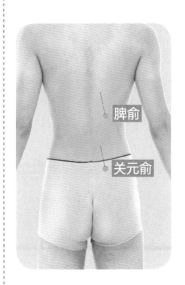

❹脾虚加针刺脾俞、关元俞，补法，留针15～30分钟。

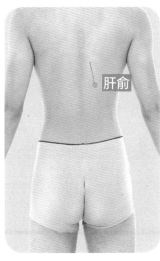

❺肝郁配肝俞，补法，留针15～30分钟。

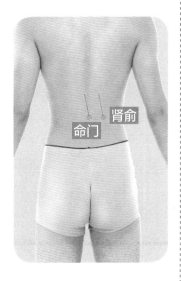

❻肾虚配肾俞、命门，补法，留针15～30分钟。

# 呕吐

呕吐是以胃中之物从口中吐出为主的病症，其发生与饮食不节、外邪犯胃、体虚劳倦等因素有关，基本病机是胃失和降、气逆于上。呕吐分为实证呕吐和虚证呕吐两种。

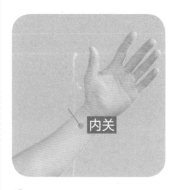 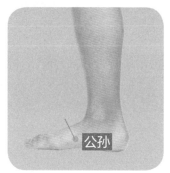 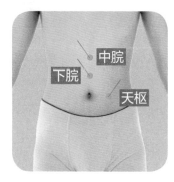

❶ 针刺内关，泻法，留针15～30分钟。

❷ 针刺公孙，泻法，留针15～30分钟。

❸ 针刺天枢、中脘、下脘，泻法，留针15～30分钟。

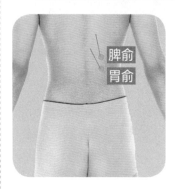 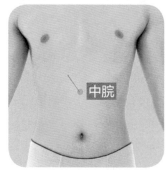 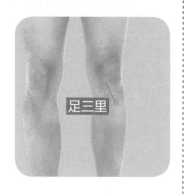

❶ 针刺脾俞、胃俞，补法，留针15～30分钟。

❷ 针刺中脘，补法，留针15～30分钟。

❸ 针刺足三里，补法，留针15～30分钟。

# 眩晕

眩晕是以自觉头晕眼花或视物旋转动摇为主症的病症。有时突然眼黑，少顷方定；严重时如坐车船，天旋地转，恶心欲呕。眩晕分为实证眩晕和虚证眩晕两种。

**实证眩晕** | 眩晕耳鸣，头痛且胀，或头重如裹，胸闷作恶，呕吐痰涎。

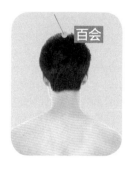 百会
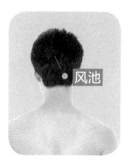 风池
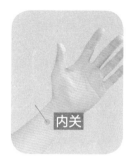 内关
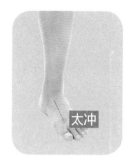 太冲

❶ 针刺百会，泻法，留针15～30分钟。

❷ 针刺风池，泻法，留针15～30分钟。

❸ 针刺内关，泻法，留针15～30分钟。

❹ 针刺太冲，泻法，留针15～30分钟。

**虚证眩晕** | 头晕目眩，神倦乏力，或眩晕久发不已，视力减退，心烦口干。

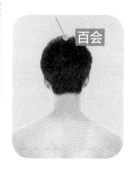 百会
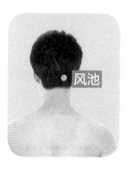 风池
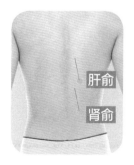 肝俞 肾俞
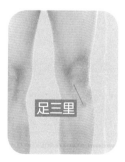 足三里

❶ 针刺百会，补法，留针15～30分钟。

❷ 针刺风池，平补平泻法，留针15～30分钟。

❸ 针刺肝俞、肾俞，补法，留针15～30分钟。

❹ 针刺足三里，补法，留针15～30分钟。

# 呃逆

呃逆是一种不能人为控制的病症，多因为进食吞咽仓促、受凉或精神刺激等因素，引起的膈肌暂时性痉挛，其中胃气上逆是根本原因。

**症状** | 喉间呃呃连声，声音短促，频频发出，不能自制。

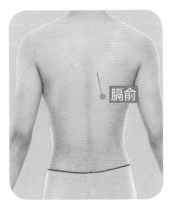

❶针刺膈俞，虚补实泻，辨证选取，留针15～30分钟。

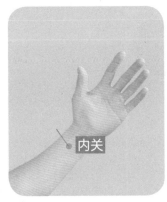

❷针刺内关，虚补实泻，辨证选取，留针15～30分钟。

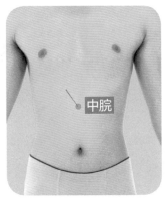

❸针刺中脘，虚补实泻，辨证选取，留针15～30分钟。

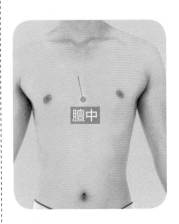

❹针刺膻中，虚补实泻，辨证选取，留针15～30分钟。

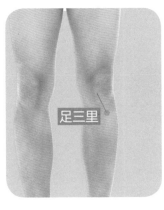

❺针刺足三里，虚补实泻，辨证选取，留针15～30分钟。

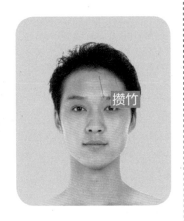

❻针刺攒竹，用强刺激手法，行针1～2分钟，不留针。

# 失眠

失眠是以经常不能获得正常睡眠为特征的一种症状，主要表现为睡眠时间、深度的不足。轻者入睡困难；或睡眠较浅，时睡时醒；或醒后不能再睡。

**症状** | 入睡困难，或寐而易醒，甚则彻夜不眠。

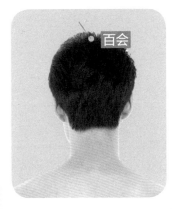

❶针刺百会，虚补实泻，辨证选取，留针15～30分钟。

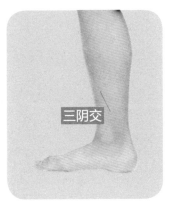

❷针刺三阴交，虚补实泻，辨证选取，留针15～30分钟。

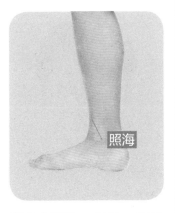

❸针刺照海，补法，留针15～30分钟。

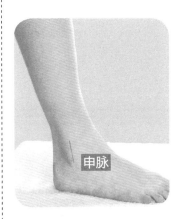

❹针刺申脉，泻法，留针15～30分钟。

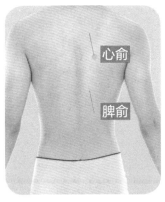

❺心脾两虚加刺心俞、脾俞，补法，留针15～30分钟。

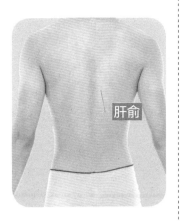

❻肝火扰心加刺肝俞，泻法，留针15～30分钟。

# 中风

中风在临床上分为中经络和中脏腑两大类，中经络一般无神志变化，病症轻；中脏腑常出现神志不清，病情重。

**中经络** | 半身不遂，肌肤不仁，舌强言謇，口角歪斜。

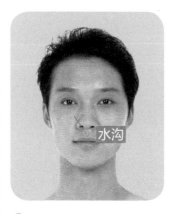

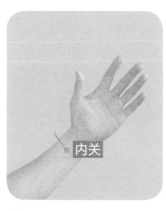

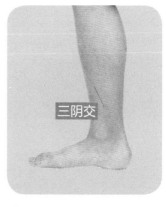

❶ 针刺水沟，针体在穴位内作浅而频数的提插，以眼球湿润为佳。

❷ 针刺内关，泻法，留针15～30分钟。

❸ 针刺三阴交，沿胫骨内侧缘与皮肤成45°角，使针尖刺到三阴交，用提插补法。

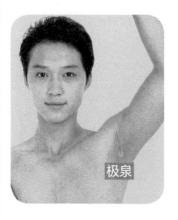

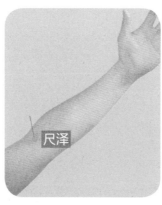

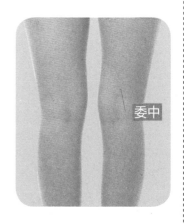

❹ 针刺极泉，直刺进针，提插泻法，以患者上肢有麻胀和抽动感为度。

❺ 针刺尺泽，直刺，提插泻法，以肢体有抽动感为宜。

❻ 针刺委中，直刺，提插泻法，使肢体有抽动感为宜。

**中脏腑** | 突然昏仆，神志恍惚，或昏迷，并见半身不遂、口角歪斜等。

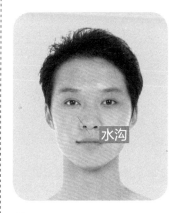

❶针刺水沟，用强刺激手法，以眼球湿润为度。

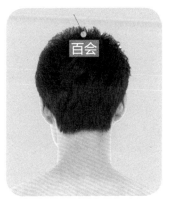

❷针刺百会，泻法，留针15～30分钟。

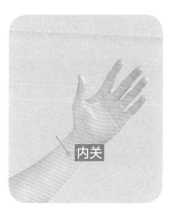

❸针刺内关，泻法，留针15～30分钟。

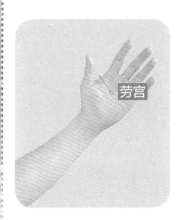

❹针刺劳宫，泻法，留针15～30分钟。

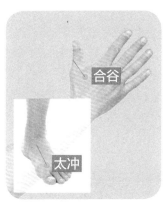

❺中风闭证[1]加刺十二井穴，用三棱针点刺出血。加刺太冲、合谷，用泻法，强刺激。

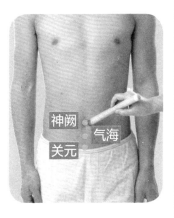

❻中风脱证[2]加艾灸关元、气海、神阙，以汗止、脉起、肢温为度。

[1]中风闭证：证见卒然口噤目张，两手握固，牙关紧闭，呼之不应。
[2]中风脱证：证见神志淡漠，甚则昏迷，气息微弱，大汗淋漓，口开手撒，脉微细欲绝。

# 高血糖

血糖高不一定是糖尿病，但如果血糖值两次或两次以上超过标准值，就可确诊为糖尿病。糖尿病在中医中称为消渴，典型症状为"三多一少"，即多饮、多食、多尿、体重减少。

**症状** | 多饮、多食、多尿，形体消瘦，或尿浊、尿有甜味。

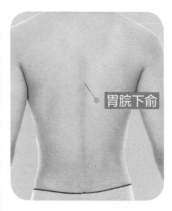

❶针刺胃脘下俞，补法或平补平泻法，留针15～30分钟。

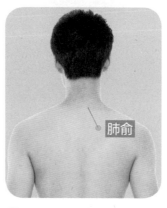

❷针刺肺俞，补法或平补平泻法，留针15～30分钟。

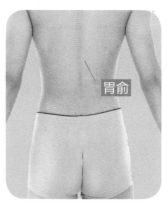

❸针刺胃俞，补法或平补平泻法，留针15～30分钟。

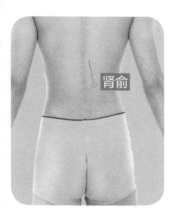

❹针刺肾俞，补法或平补平泻法，留针15～30分钟。

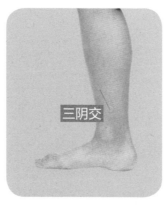

❺针刺三阴交，补法或平补平泻法，留针15～30分钟。

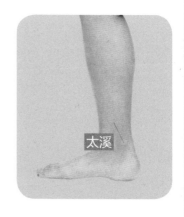

❻针刺太溪，补法或平补平泻法，留针15～30分钟。

# 高血压

　　高血压是一种常见的慢性疾病，以血压持续增高为主要特征（收缩压大于等于140毫米汞柱，舒张压大于等于90毫米汞柱），中医认为本病的发生常与情志失调、饮食失节、内伤虚损等因素有关。

**症状** | 眩晕，还可伴有头痛、头胀、眼花、耳鸣、心悸、失眠、健忘等。

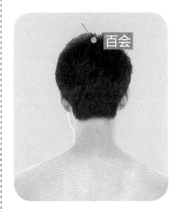

❶针刺百会，泻法，留针15～30分钟。

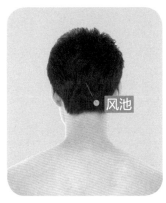

❷针刺风池，泻法，留针15～30分钟。

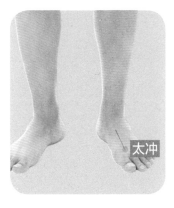

❸针刺太冲，向涌泉方向刺，泻法，留针15～30分钟。

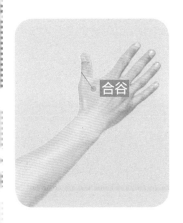

❹针刺合谷，泻法，留针15～30分钟。

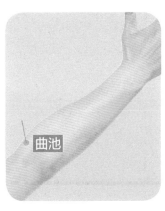

❺针刺曲池，泻法，留针15～30分钟。

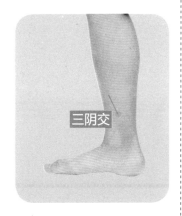

❻针刺三阴交，补法，留针15～30分钟。

# 心悸

心悸是以自觉心中悸动，惊惕不安为主的一种病症。临床一般呈多发性，常伴胸闷、气短、失眠、健忘、眩晕、耳鸣等症状。

**症状｜** 自觉心中悸动，时作时息，并有善惊易恐，坐卧不安，甚则不能自主。

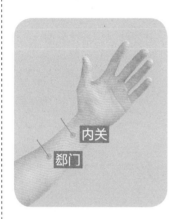

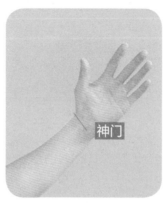

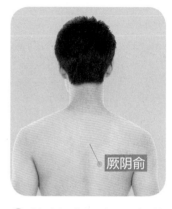

❶针刺内关、郄门，虚补实泻，辨证选取，留针15～30分钟。

❷针刺神门，虚补实泻，辨证选取，留针15～30分钟。

❸针刺厥阴俞，虚补实泻，辨证选取，留针15～30分钟。

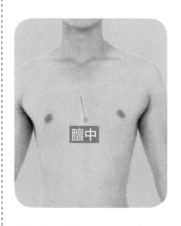

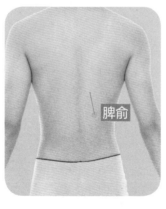

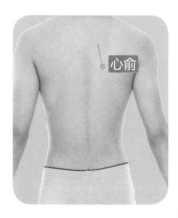

❹针刺膻中，虚补实泻，辨证选取，留针15～30分钟。

❺针刺脾俞，虚补实泻，辨证选取，留针15～30分钟。

❻针刺心俞，虚补实泻，辨证选取，留针15～30分钟。

# 晕厥

晕厥是以突发而短暂的意识丧失、四肢厥冷为主症的病症，又称"暴厥""卒厥"等。晕厥在西医上可见于一过性缺血、脑血管痉挛、低血糖昏迷等疾病。

**实证** | 素体健壮，偶因暴怒突然昏倒、口噤握拳、呼吸困难。

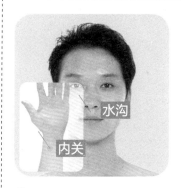 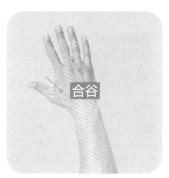 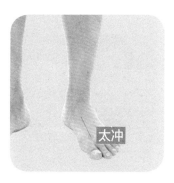

❶针刺水沟、内关，泻法，留针15～30分钟。

❷针刺合谷，泻法，留针15～30分钟。

❸针刺太冲，泻法，留针15～30分钟。

**虚证** | 素体虚弱，疲劳、惊恐而致眩晕昏仆，面色苍白，呼吸微弱，汗出。

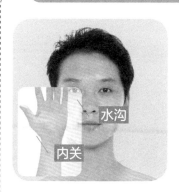 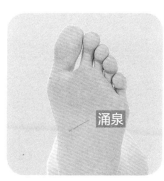 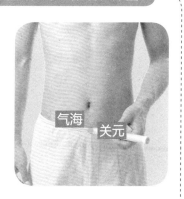

❶针刺水沟、内关，泻法，留针15～30分钟。

❷针刺涌泉，平补平泻法，留针15～30分钟。

❸用艾条温和灸气海、关元各15～30分钟。

# 肩周炎

肩周炎是肩关节周围炎的简称，指肩关节及其周围软组织退行性改变所引起的肌肉、肌腱、滑囊、关节囊等肩关节周围软组织的炎症反应。肩周炎是常见病、多发病，主要症状表现为肩部放射性疼痛。

**症状** | 肩部疼痛、酸重，呈静止痛，有时可向颈部和整个上肢放射。

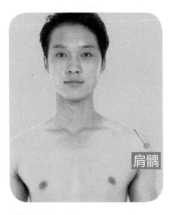

❶ 针刺肩髃，以有强烈的针感为宜，留针15～30分钟。

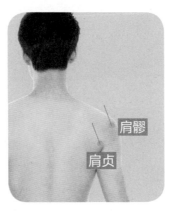

❷ 针刺肩贞、肩髎，留针15～30分钟。

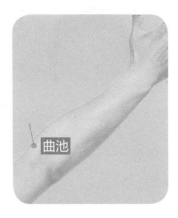

❸ 针刺曲池，留针15～30分钟。

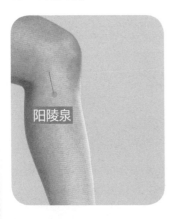

❹ 深刺阳陵泉，透向阴陵泉，留针15～30分钟。

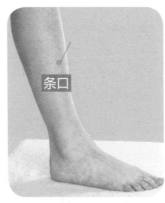

❺ 针刺条口，透向承山，留针15～30分钟。

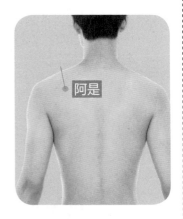

❻ 针刺阿是[①]，留针15～30分钟。

①阿是穴没有固定的位置，它的取穴方法是以痛为腧，即常说的"有痛便是穴"。临床上医生根据患者有酸、麻、胀、痛等感觉予以临时认定。

# 颈椎病

颈椎病属于中医的痹证，常常是由于外伤、气虚、血虚，以及感受风寒、湿邪，而出现头昏、目眩、耳鸣等，多与痰浊、肝风、虚损有关。

**症状** | 头枕、颈项、肩背、上肢等部位疼痛，及进行性肢体感觉和运动功能障碍。

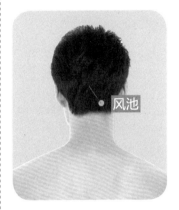

风池

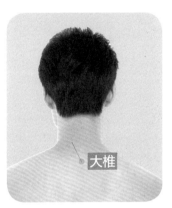

大椎

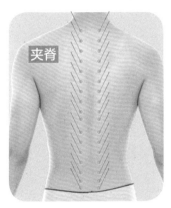

夹脊

❶针刺风池，平补平泻法，留针15～30分钟。

❷针刺大椎，使针感向肩臂部传导。

❸针刺颈部夹脊，直刺或向颈椎斜刺，平补平泻法，使针感向侧肩背、前臂部传导。

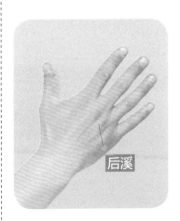

后溪

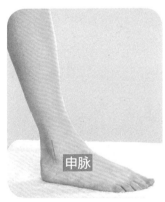

申脉

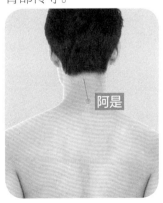

阿是

❹针刺后溪，平补平泻法，留针15～30分钟。

❺针刺申脉，平补平泻法，留针15～30分钟。

❻针刺阿是，平补平泻法，留针15～30分钟。

# 网球肘

　　"网球肘"是以肘部疼痛、关节活动障碍为主症的疾病，属于中医学"伤筋"范畴。一般起病缓慢，常反复发作，无明显外伤史，多见于从事旋转前臂和屈伸肘关节的劳动者。

**症状** | 肘关节活动疼痛，可向前臂、腕部和上臂放射，局部肿胀不明显，有明显压痛点。

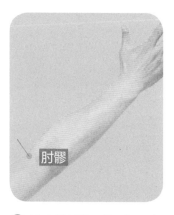

❶针刺肘髎，泻法，留针15～30分钟。

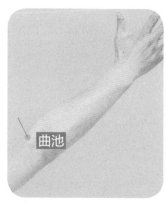

❷针刺曲池，泻法，留针15～30分钟。

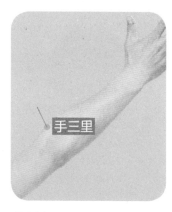

❸针刺手三里，泻法，留针15～30分钟。

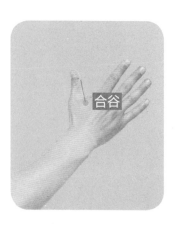

❹针刺合谷，泻法，留针15～30分钟。

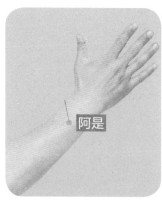

❺针刺阿是，用强刺激手法，泻法，留针15～30分钟。

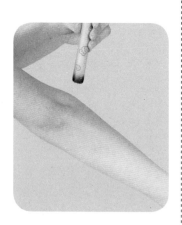

❻用艾条灸局部压痛点5～10分钟，温和灸或隔姜灸。

# 鼠标手

鼠标手，又叫"腕管综合征"，是因为重复性压力伤害所致。由于长时间操作鼠标、键盘，手腕总是背屈一定角度，这使腕部的正中神经、血管处于压迫状态，引起食指、中指僵硬、疼痛，不能自然伸展。

**症状** | 手、腕部感觉异常，常感觉拇指、食指、中指指端麻木或疼痛。

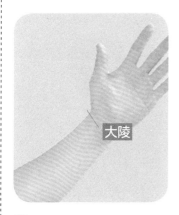

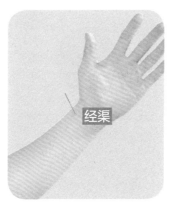

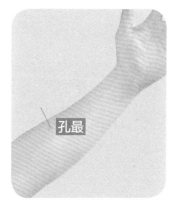

❶针刺大陵，用轻刺激手法，针尖向腕管内刺入，提插捻转，以得气为度。

❷针刺经渠，用中强刺激，泻法，留针15～30分钟。

❸针刺孔最，用中强刺激，泻法，留针15～30分钟。

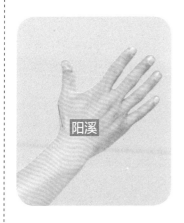

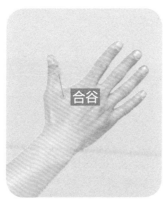

❹针刺阳溪，用中强刺激，泻法，留针15～30分钟。

❺针刺合谷，平补平泻法，留针15～30分钟。

# 落枕

　　落枕是颈项部常见疾病，又称"失枕"，多由于睡觉姿势不正确或枕头高低不适，使颈项部肌肉处于紧张状态，导致颈项部肌肉痉挛而产生疼痛、活动受限、颈部僵硬或者斜颈等症状。

**症状** | 早晨起床后突感一侧颈项强痛，不能俯仰转侧，疼痛可向肩部及上臂扩散。

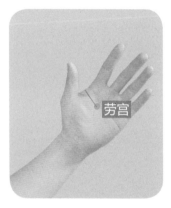

❶针刺劳宫，持续捻转行针，留针15～30分钟。

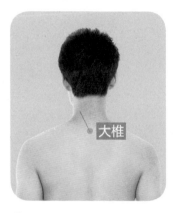

❷针刺大椎，泻法，留针15～30分钟。

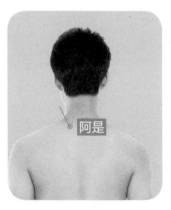

❸针刺阿是，泻法，留针15～30分钟。

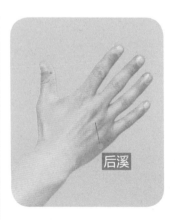

❹针刺后溪，泻法，留针15～30分钟。

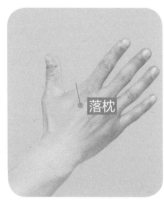

❺针刺落枕，泻法，留针15～30分钟。

# 腰痛、腰肌劳损

腰痛是临床常见的一种症状，又称"腰脊痛"，其发生常与感受外邪、跌仆损伤、年老体衰、劳欲过度等因素有关。本病可见于西医的腰肌劳损、棘间韧带损伤等。

**症状** | 腰部疼痛。

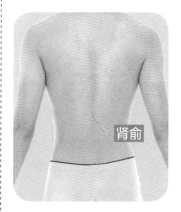

❶针刺肾俞，泻法，留针15~30分钟。

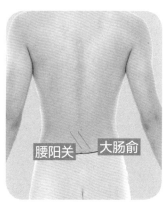

❷针刺腰阳关、大肠俞，泻法，留针15~30分钟。

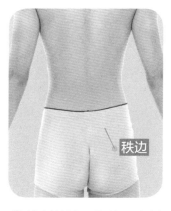

❸针刺秩边，泻法，留针15~30分钟。

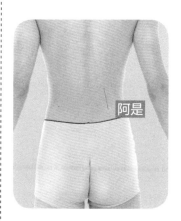

❹针刺阿是，泻法，留针15~30分钟。

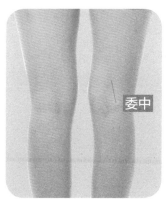

❺针刺委中，泻法，留针15~30分钟。

# 耳鸣、耳聋

有些人常感到耳朵里有一些特殊的声音，如"嗡嗡"声等，但周围却找不到相应的声源，这种情况通常就是耳鸣。耳聋是以听力减退或听力丧失为主要症状，往往是由耳鸣发展而来，两者在病因病机及针灸治疗方面大致相同，故合并叙述。

**实证** | 暴病耳聋，或耳中觉胀，鸣声隆隆不断，按之不减。

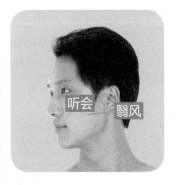

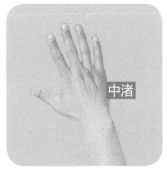

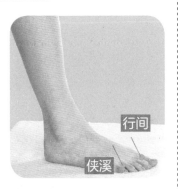

❶针刺听会、翳风，针感以向耳内或耳周传导为宜。

❷针刺中渚，泻法，留针15～30分钟。

❸针刺侠溪、行间，留针15～30分钟。

**虚证** | 久病耳聋，或耳鸣时作时止，声细调低，按之鸣声减弱。

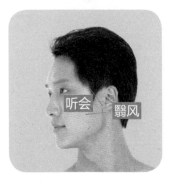

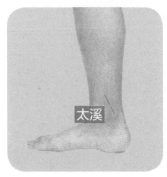

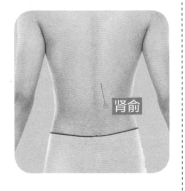

❶针刺听会、翳风，针感以向耳内或耳周传导为宜。

❷针刺太溪，补法，留针15～30分钟。

❸针刺肾俞，补法，留针15～30分钟。

# 咽喉肿痛

咽喉肿痛分为实证咽喉肿痛和虚证咽喉肿痛，具体治疗时，须辨证施治。

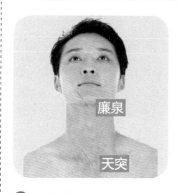

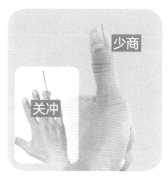

❶ 针刺廉泉、天突，泻法，留针15～30分钟。

❷ 针刺尺泽，泻法，留针15～30分钟。

❸ 针刺少商、关冲，三棱针点刺出血。

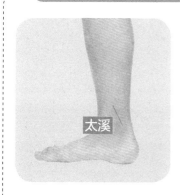
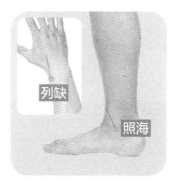
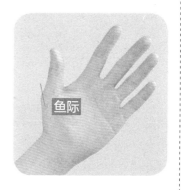

❶ 针刺太溪，平补平泻法，留针15～30分钟。

❷ 针刺照海、列缺，平补平泻法，留针15～30分钟。行针时可配合做吞咽动作。

❸ 针刺鱼际，泻法，留针15～30分钟。

# 面瘫

面瘫，即面神经麻痹，是以面部表情肌群运动功能障碍为主要特征的一种疾病，是一种常见病、多发病，不受年龄限制。一般症状是口眼歪斜。

**症状** | 多在睡醒时出现一侧面部肌肉板滞、瘫痪，出现流泪、口角下垂等症状。

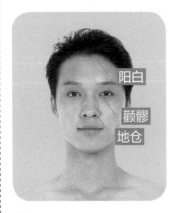

❶ 针刺阳白、颧髎、地仓，捻转泻法，留针15~30分钟。

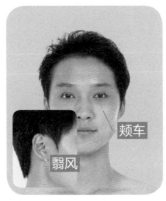

❷ 针刺颊车、翳风，捻转泻法，留针15~30分钟。

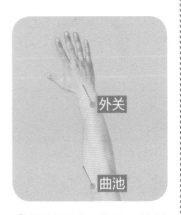

❸ 针刺外关、曲池，捻转泻法，留针15~30分钟。

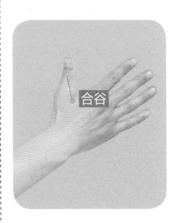

❹ 针刺合谷，捻转泻法，留针15~30分钟。

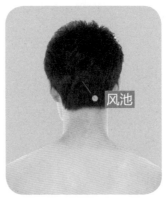

❺ 风寒证[1]加刺风池，泻法，留针15~30分钟。

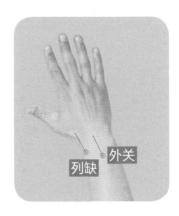

❻ 风热证[2]加刺外关、列缺，泻法，留针15~30分钟。

[1]风寒证：有起病突然，口角歪斜，眼睑闭合不全，伴畏风恶寒，或头痛鼻塞，面肌发紧，肌肉关节酸痛等症状。

[2]风热证：有起病骤然，口眼歪斜，头痛面热或发热恶风，心烦口苦，耳后疼痛等症状。

# 鼻出血

鼻出血在中医里称为"鼻衄"，是临床常见的症状之一，可由鼻部疾病引起，也可由全身疾病所致。鼻出血多为单侧，少数情况下可出现双侧鼻出血。

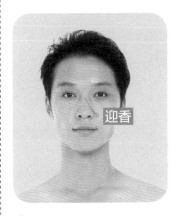

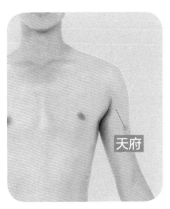

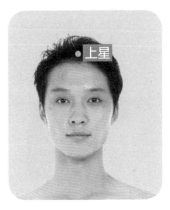

❶针刺迎香，向内上方斜刺0.5寸，行提插捻转强刺激手法，留针15～30分钟。

❷针刺天府，行提插捻转泻法，留针15～30分钟。

❸针刺上星，行提插捻转泻法，留针15～30分钟。

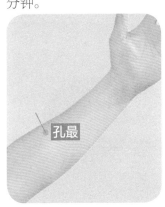

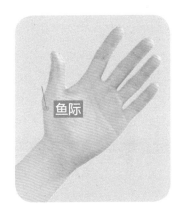

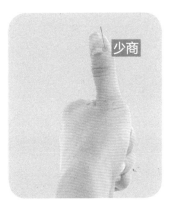

❹针刺孔最，行提插捻转泻法，留针15～30分钟。

❺针刺鱼际，行提插捻转泻法，留针15～30分钟。

❻针刺少商，用二棱针点刺放血。

# 牙痛

牙痛是以牙齿疼痛为主症的病证，又称"牙宣""牙槽风"，病位在齿，与胃、肾关系密切，基本病机是风火、胃火、虚火上炎。因此，牙痛分为风火牙痛、胃火牙痛、肾虚牙痛三种。

**风火牙痛** | 牙痛甚而牙龈肿，兼形寒身热。

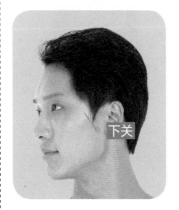

❶针刺下关，泻法，留针15~30分钟。

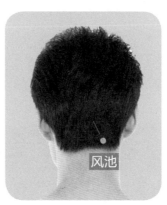

❷针刺风池，泻法，留针15~30分钟。

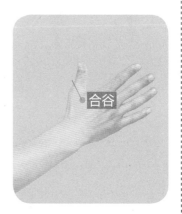

❸针刺合谷，泻法，留针15~30分钟，可左右交替刺。

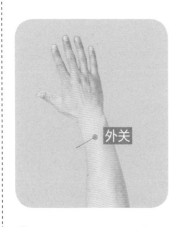

❹针刺外关，泻法，留针15~30分钟。

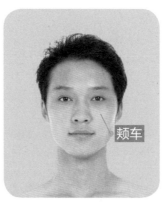

❺针刺颊车，泻法，留针15~30分钟。

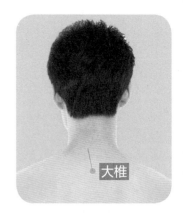

❻针刺大椎，泻法，留针15~30分钟。

**胃火牙痛** | 牙痛甚剧，兼有口臭、口渴、便秘。

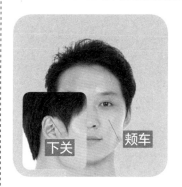 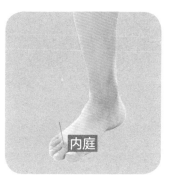 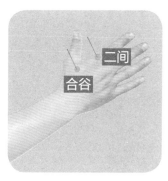

❶针刺下关、颊车，泻法，留针15~30分钟。

❷针刺内庭，泻法，留针15~30分钟。

❸针刺二间、合谷，泻法，留针15~30分钟。

**肾虚牙痛** | 牙痛隐隐，时作时止，口不臭，或牙齿浮动。

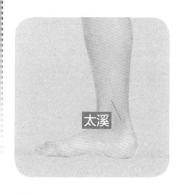 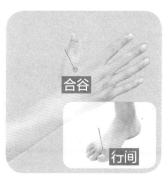 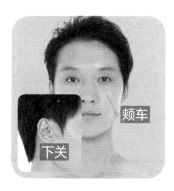

❶针刺太溪，补法，留针15~30分钟。

❷针刺合谷、行间，泻法，留针15~30分钟，可左右交替刺。

❸针刺颊车、下关，泻法，留针15~30分钟。

# 口腔溃疡

　　口腔溃疡俗称"口疮"，是一种常见的发生于口腔黏膜的溃疡性损伤病症，多见于唇内侧、舌头、颊黏膜、软腭等部位。口腔溃疡发作时疼痛剧烈，局部灼痛明显，严重者还会影响饮食、说话，对日常生活造成很大不便。

**症状** | 唇、舌、上腭等处出现淡黄或灰白色小点，周围红晕，表面凹陷，局部灼痛。

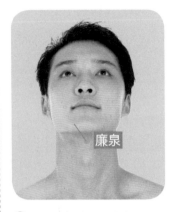

❶针刺廉泉，速刺，不留针。

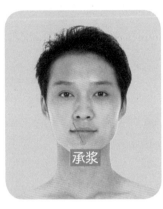

❷针刺承浆，泻法，留针15～30分钟。

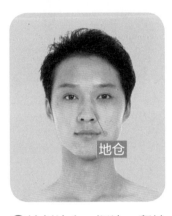

❸针刺地仓，泻法，留针15～30分钟。

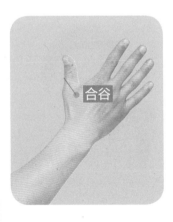

❹针刺合谷，泻法，留针15～30分钟。

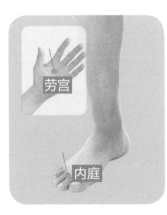

❺心脾郁热加刺内庭、劳宫，泻法，留针15～30分钟。

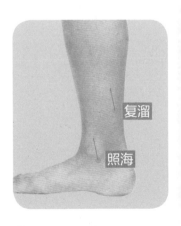

❻阴虚火旺加刺复溜、照海，泻法，留针15～30分钟。

**女性疾病**

## 痛经

　　女性在行经前后或正值行经期间，小腹及腰部疼痛，甚至剧痛难忍，伴有面色苍白、头面冷汗淋漓、手足厥冷、恶心呕吐等，并随着月经周期发作，称为"痛经"。痛经分为实证痛经和虚证痛经两种。

**实证痛经** | 经前或行经期，小腹部剧烈疼痛，痛处拒按。

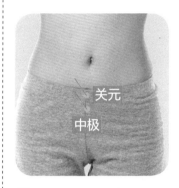
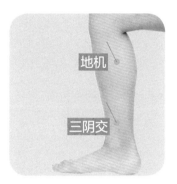
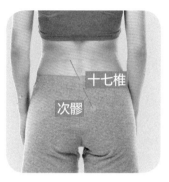

❶ 针刺中极、关元，泻法，留针15～30分钟。

❷ 针刺三阴交、地机，泻法，留针15～30分钟。

❸ 针刺次髎、十七椎，泻法，留针15～30分钟。

**虚证痛经** | 行经期或经后，小腹或腰骶部绵绵隐痛，痛处喜按。

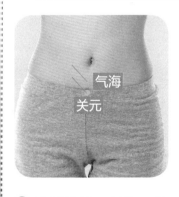
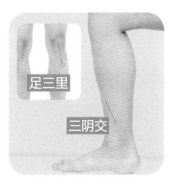
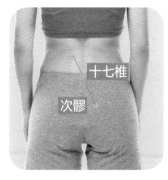

❶ 针刺关元、气海，补法，留针15～30分钟。

❷ 针刺足三里、三阴交，补法，留针15～30分钟。

❸ 针刺次髎、十七椎，补法，留针15～30分钟。

# 月经不调

　　月经的周期或经量出现异常，都称为月经不调，月经不调是困扰女性的常见病。中医认为，女子为阴柔之体，以气血为先天，月经不调与气血不和有很大关系。月经不调主要分为月经先期、月经后期和月经先后无定期三种。

**月经先期** | 月经周期提前7天以上，甚至10余日一行，连续2个月经周期以上。

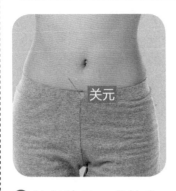
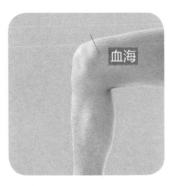
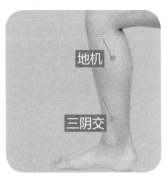

❶针刺关元，虚补实泻，辨证选取，留针15~30分钟。

❷针刺血海，虚补实泻，辨证选取，留针15~30分钟。

❸针刺三阴交、地机，虚补实泻，辨证选取，留针15~30分钟。

**月经后期** | 月经周期推迟7天以上，甚至3~5月一行，连续2个月经周期以上。

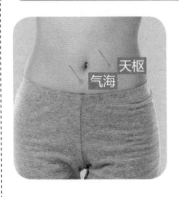
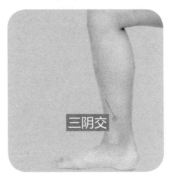
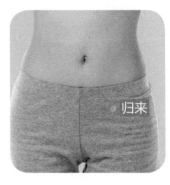

❶针刺气海、天枢，虚补实泻，辨证选取，留针15~30分钟。

❷针刺三阴交，虚补实泻，辨证选取，留针15~30分钟。

❸针刺归来，虚补实泻，辨证选取，留针15~30分钟。

**月经先后无定期** | 月经周期提前或推迟1~2周，并连续3个月经周期以上。

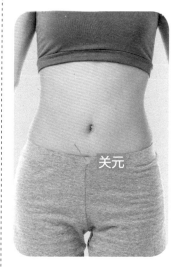

关元

❶针刺关元，虚补实泻，辨证选取，留针15~30分钟。

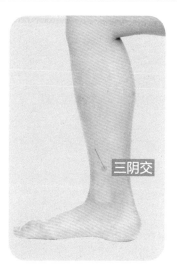

三阴交

❷针刺三阴交，虚补实泻，辨证选取，留针15~30分钟。

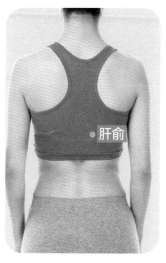

肝俞

❸针刺肝俞，虚补实泻，辨证选取，留针15~30分钟。

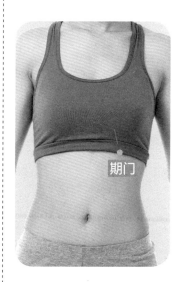

期门

❹肝郁加刺期门，虚补实泻，辨证选取，留针15~30分钟。

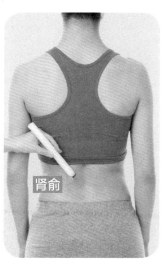

肾俞

❺肾虚加艾灸肾俞，用艾条温和灸5~10分钟。

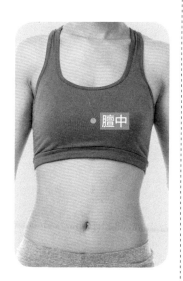

膻中

❻胸胁胀痛加刺膻中，虚补实泻，辨证选取，留针15~30分钟。

# 带下病

带下病是指女性白带异常的一种病证，主要病因以湿邪为主，主要病机是任带两脉损伤、失约或失养，治疗上重在调理任带二脉。本病可见现代医学的阴道炎、宫颈炎、盆腔炎中。

**症状** | 带下明显增多，色、质、气味异常。

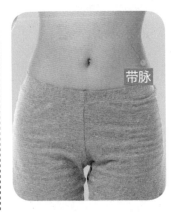

❶ 针刺带脉，平补平泻法，留针15～30分钟。

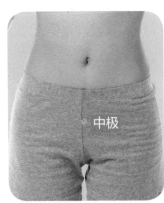

❷ 针刺中极，泻法，留针15～30分钟。

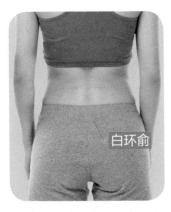

❸ 针刺白环俞，泻法，留针15～30分钟。

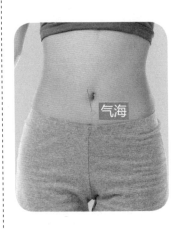

❹ 针刺气海，泻法，留针15～30分钟。

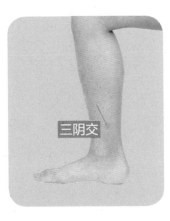

❺ 针刺三阴交，泻法，留针15～30分钟。

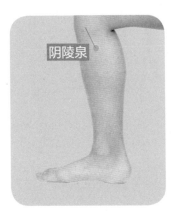

❻ 针刺阴陵泉，泻法，留针15～30分钟。

# 崩漏

崩漏是指女性非周期性子宫出血，其发病急骤，暴下如注，大量出血者为"崩"；发病势缓，出血量少，淋漓不绝者为"漏"。崩与漏虽出血情况不同，但在发病过程中两者常互相转化，故多崩漏并称。崩漏分为实证崩漏和虚证崩漏两种。

**实证崩漏** | 经血非时暴下，量多势急，或淋漓不断，色红质稠或夹血块。

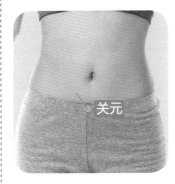

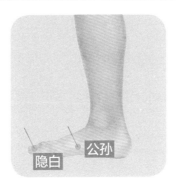

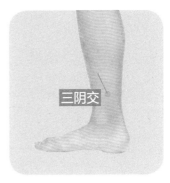

❶ 针刺关元，向下斜刺，使针感传至耻骨联合上下，泻法，留针15～30分钟。

❷ 针刺公孙、隐白，泻法，留针15～30分钟。

❸ 针刺三阴交、泻法，留针15～30分钟。

**虚证崩漏** | 久崩久漏，淋漓难尽，色淡质稀。

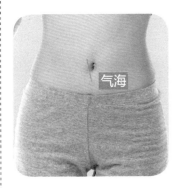

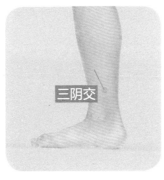

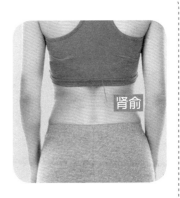

❶ 针刺气海，补法，留针15～30分钟。

❷ 针刺三阴交，补法，留针15～30分钟。

❸ 针刺肾俞，补法，留针15～30分钟。

# 遗精

遗精是指男子不因性交而精液自行泄出的现象。频繁过多的遗精，会给身体带来一定的伤害，如头晕耳鸣、精神萎靡、失眠多梦等，严重的可能导致性功能障碍、不育。遗精分为湿热下注型、肾虚失藏型和心肾不交型三种。

**湿热下注型** | 遗精频作，尿时有精液外流，口苦而干，小便赤热不爽。

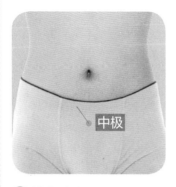

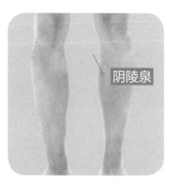

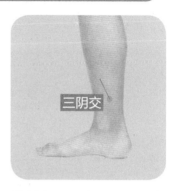

❶针刺中极，泻法，留针15～30分钟。

❷针刺阴陵泉，泻法，留针15～30分钟。

❸针刺三阴交，泻法，留针15～30分钟。

**肾虚失藏型** | 遗精频作，甚而无梦自遗，见色精流，或出现心悸、阳痿。

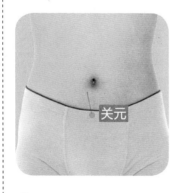

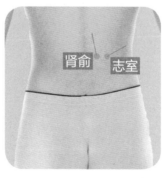

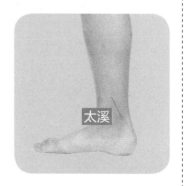

❶针刺关元，补法，留针15～30分钟。

❷针刺志室、肾俞，补法，留针15～30分钟。

❸针刺太溪，补法，留针15～30分钟。

**心肾不交型** | 梦中遗精，心烦少寐，头晕心悸，腰酸耳鸣，小便黄。

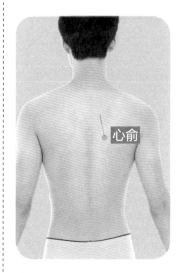

心俞

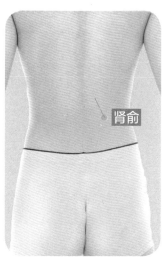

肾俞

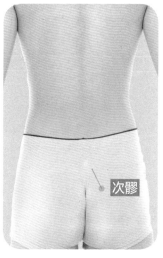

次髎

❶针刺心俞，泻法，留针15～30分钟。

❷针刺肾俞，补法，留针15～30分钟。

❸针刺次髎，泻法，留针15～30分钟。

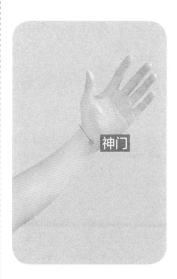

神门

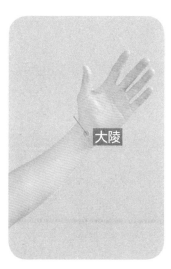

大陵

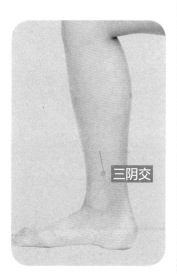

三阴交

❹针刺神门，泻法，留针15～30分钟。

❺针刺大陵，泻法，留针15～30分钟。

❻针刺三阴交，补法，留针15～30分钟。

# 阳痿

阳痿是指男性阴茎不能勃起进行性交，或阴茎虽能勃起，但不能维持足够的硬度完成性交，或性交过程中出现早射精的现象。阳痿的发生与心血管疾病、糖尿病及高脂血症等躯体疾病，以及年龄、不良生活习惯、心理因素等有关。

**症状** | 阳事不举，不能进行正常性生活；或阴茎勃起不坚，时间短暂，每多早泄。

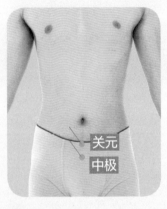

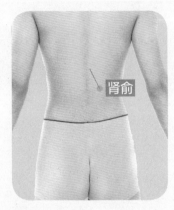

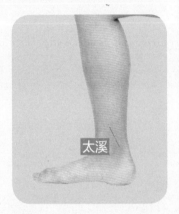

❶针刺关元、中极，虚补实泻，辨证选取，留针15~30分钟。

❷针刺肾俞，虚补实泻，辨证选取，留针15~30分钟。

❸针刺太溪，虚补实泻，辨证选取，留针15~30分钟。

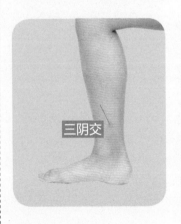

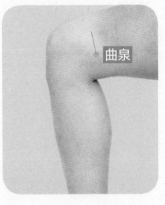

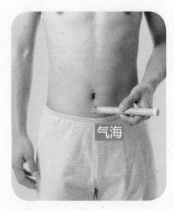

❹针刺三阴交，虚补实泻，辨证选取，留针15~30分钟。

❺针刺曲泉，虚补实泻，辨证选取，留针15~30分钟。

❻艾灸气海，用艾条温和灸5~10分钟。

# 附录：14 经脉腧穴及经外奇穴拼音索引